心灵花园·沙盘游戏与艺术心理治疗丛书
主编 申荷永

沙盘游戏治疗的督导

Supervision
of Sandplay Therapy

[美] 哈里特·S.弗里德曼（Harriet S. Friedman）
瑞·罗杰斯·米切尔（Rie Rogers Mitchell）/编

王锦霞 张 敏/译

高 岚/审校

中国人民大学出版社
·北京·

"心灵花园·沙盘游戏与艺术心理治疗丛书"编委会

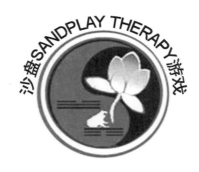

华人心理分析联合会

华人沙盘游戏治疗学会   策划出版

广东东方心理分析研究院

澳门基金会（澳门城市大学心理分析与沙盘游戏研究项目）

广州市教育科学"十一五"规划课题（项目编号10C034）   资助与支持

主编：申荷永

顾问：Ruth Ammann(瑞士)　Harriet Friedman(美国)

编委：刘建新　高　岚　范红霞　张　敏　陈　侃

　　　王求是　李江雪　李春苗　江雪华　冯建国

　　　徐维东　蔡成后　项锦晶　柳蕴瑜　宋　斌

　　　Eva Pattis Zoja　Paul Kugler　Rie Rogers Mitchell

总　序

"一沙一世界，一花一天堂。手中拥有无限，刹那便成永恒。"布莱克这首《天真的预兆》也是沙盘游戏与艺术心理治疗的写照。在我们看来，艺术关乎心灵，艺术中包含着人类古朴的心智，沙盘中展现出美妙的心灵花园，这便是沙盘游戏与艺术心理治疗的生动意境。把无形的心理内容以某种适当的象征性的方式呈现出来，从而获得治疗与治愈、创造与发展以及自性化的体验，便是沙盘游戏与艺术心理治疗的无穷魅力和动人力量之所在。

"心灵花园：沙盘游戏与艺术心理治疗丛书"是国内首次系统介绍沙盘游戏的一套著作，在国际分析心理学会（International Association for Analytical Psychology，IAAP）、国际沙盘游戏治疗学会（International Society for Sandplay Therapy，ISST）、华人心理分析联合会（Chinese Federation for Analytical Psychology，CFAP）、华人沙盘游戏治疗学会（Chinese Society for Sandplay Therapy，CSST）、广东东方心理分析研究院、澳门基金会、澳门城市大学的支持下完成。丛书缘起于2002年第二届"心理分析与中国文化国际论坛"，哈里特·S. 弗里德曼（Harriet S. Friedman）和伊娃·帕蒂丝·肇嘉（Eva Pattis Zoja）等国际著名沙盘游戏治疗师以"沙盘游戏治疗"为主题，在广州珠岛宾馆做了三天会前工作坊，开始了ISST在中国的正式培训。

2003年，在美国西雅图第17届ISST年会期间，ISST及美国沙盘游戏治疗师协会（Sandplay Therapists of America，STA）的主要负责人专门组织了关于"沙盘游戏在中国的发展"的研讨，其中就确定了本丛书的选题和工作计划以及丛书编委会的组成。作为丛书主编，很荣幸能有凯·布莱德威（Kay Bradway）、赫格曼（Gretchen Hegeman）、哈里特·S. 弗里德曼、茹思·安曼（Ruth Ammann）、伊娃·帕蒂丝·肇嘉、瑞·罗杰斯·米切尔（Rie Rogers Mitchell）、芭芭拉·特纳（Barbara A. Turner）、乔伊丝·坎宁安（Joyce Cunningham）等加入我们的工作。

选入丛书的译著，都是沙盘游戏治疗的经典和最新代表作，包括瑞·罗杰斯·米切尔和哈里特·S. 弗里德曼的《沙盘游戏：过去、现在和未来》、茹思·安曼的《沙盘游戏中的治愈与转化：创造过程的呈现》以及伊娃·帕蒂丝·肇嘉的《沙盘游戏与心理疾病的治疗》等。丛书的译者队伍基本上由心理分析方向的博士和硕士组成，他们都具有沙盘游戏的实践体验，都曾参加过 ISST 认可的专业培训。

　　沙盘游戏从创意的产生到正式创建，再到国际学会的成立及在全世界具有广泛影响，几乎已有了百年的历史，在百年的历程中也获得了自身的发展与成熟。在我们的理解中，沙盘游戏不仅是心理分析的重要方法和技术，也是心理分析理论的重要发展。在中国文化的基础上，我们曾把心理分析的目标阐释为三个层面：安其不安与心理治疗、安其所安与心理教育和安之若命与心性发展，三者合而为一始为完整的心理分析。沙盘游戏也是如此，它不仅是一种心理治疗的方法，能够广泛地适用于诸多心理疾病的治疗，也是一种心理教育的技术，能够在培养自信与人格、发展想象力和创造力等方面发挥积极的作用，同时，以整合意识与无意识为目标的沙盘游戏，可以促进自性的成长和心性的发展，从而获得真实的自性化体验。

申荷永

华人心理分析联合会会长

华南师范大学、澳门城市大学教授

国际分析心理学会心理分析师

国际沙盘游戏治疗学会沙盘游戏治疗师

2014 年 8 月

沙盘游戏治疗的督导

谨以此书献给我们的沙盘游戏导师：多拉·卡尔夫、凯·布莱德威、美国沙盘游戏治疗师协会和国际沙盘游戏治疗学会的同事们和朋友们、我们的被督导者和我们的来访者。

我们从你们那里获益良多，深表感谢。

作者简介

凯特·阿曼杜达（Kate Amatruda）是一位持证婚姻家庭治疗师，是通过委员会认证的创伤应激专家，美国创伤应激专家学会（American A-cademy of Experts in Traumatic Stress）高级专家、国际沙盘游戏治疗学会教师成员。她在世界各地开设讲座，一直在美国加利福尼亚大学伯克利分校和索诺马州立大学继续教育部门任教。她著有《灾难心理健康指南》（*A Field Guide to Disaster Mental Health：The Very Big Wave and the Mean Old Storm*；www. psychceu. com，2001）、《心灵和躯体：创伤、恐惧与治疗》（*Psyche and Soma：Trauma，Terror and Treatment*；www. psychceu. com，2005），与人合著《沙盘游戏——神圣的治愈：象征过程指南》（*Sandplay，the Sacred Healing：A Guide to Symbolic Process*；Trance-Sand-Dance Press，1997，2007）。

茹思·安曼（Ruth Ammann），瑞士（苏黎世）联邦理工学院建筑学学位获得者，荣格心理分析师，曾任国际沙盘游戏治疗学会主席。她到处旅行，为世界各地的沙盘游戏治疗师提供培训，完全有资格去处理国际层面的沙盘游戏督导。她著有《沙盘游戏中的治愈与转化：创造过程的呈现》（*Healing and Transformation in Sandplay：Creative Processes Be-come Visible*；Open Court Publishing，1991），还制作了一部录像带即《心灵花园：沙盘游戏治疗》（*Gardens of the Soul：Sandplay Therapy*；Roug Production，2003）。她还是一名具有资质的执业建筑师。

凯·布莱德威（Kay Bradway），博士，旧金山荣格研究院、国际沙盘游戏治疗学会以及美国沙盘游戏治疗师协会的创始成员之一。数十年来，凯因其领导贡献和学术成就而成为美国和国际荣格学派的重要人物。她著有大量专业文章，与人合著有《沙盘游戏研究：起源、理论和实践》（*Sandplay Studies：Origins，Theory and Practice*；Jung Institute，1981）、《沙盘游戏：心灵的默默耕耘》（*Sandplay：Silent Workshop of the Psyche*；Routledge，1997）和《沙盘游戏三部曲：意象、关系与神秘》

（*Sandplay in Three Voices：Images，Relationships，the Numinous*；Routledge，2005）等作品。

玛丽亚·埃伦·基亚亚（Maria Ellen Chiaia），博士，心理分析师，旧金山荣格研究院成员之一，国际沙盘游戏治疗学会（ISST）与美国沙盘游戏治疗师协会（STA）教师成员之一。曾任 STA 理事会主席、ISST 理事会理事、STA 理事会理事。她在全球讲学，公开发表了大量专业文章和书籍章节，与人合著有《沙盘游戏三部曲：意象、关系与神秘》（Routledge，2005）一书。

劳伦·坎宁安（Lauren Cunningham），临床社会工作者（LCSW），美国加利福尼亚州旧金山的荣格心理分析师，国际沙盘游戏治疗学会教师成员之一。她是美国加利福尼亚整合研究院表达性艺术项目的副教授，美国沙盘游戏治疗师协会的创始成员之一，也是《沙盘游戏治疗杂志》（*Journal of Sandplay Therapy*）的创刊人，曾任该杂志编辑。

帕特里夏·邓恩-菲耶尔斯坦（Patricia Dunn-Fierstein），临床社会工作者，曾在美国佛罗里达州坦帕市私人开业，从事临床社会工作二十余年。她是国际沙盘游戏治疗学会教师成员之一，也是眼动脱敏与再加工疗法（EMDR）注册治疗师。她曾在瑞士的荣格研究院学习，在《沙盘游戏治疗杂志》及《在不确定性之潮流中生活：2004 年美国沙盘游戏治疗师协会全国会议文献汇编》（*Living the Tide of Uncertainty：Proceedings，Sandplay Therapists of America，National Conference*）上发表过文章。帕特里夏主要在坦帕市和美国国内从事教学活动。

哈里特·S. 弗里德曼（Harriet S. Friedman），荣格心理分析师，国际沙盘游戏治疗学会教师成员之一。她是美国沙盘游戏治疗师协会创始成员之一，曾任该协会主席、国际理事会副主席。她加入洛杉矶荣格研究院师资团队，曾任希尔德·科茨（Hilde Kirsch）儿童中心主任，是《沙盘游戏：过去、现在和未来》（*Sandplay：Past，Present and Future*；Routledge，1994）一书的合著者。她曾领导洛杉矶沙盘游戏督导团体超过二十五年时间。哈里特发表过多篇期刊论文和书籍章节，出版过多部专著，并在国际上发表关于整合沙盘游戏与荣格心理学的演讲。

高岚，博士，中国华南师范大学儿童心理学与学前教育学教授，联合

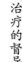

国儿童基金会儿童心理健康专家、顾问。她将沙盘游戏引入全国范围的寄宿制和非寄宿制的幼儿园中，并担任督导师给予持续督导。她在本领域及其他领域著述颇丰，目前正致力于国际沙盘游戏治疗学会认证方面的工作。

玛丽耶恩·格里菲思（Mariellen Griffith），教育学博士，婚姻家庭治疗师，国际沙盘游戏治疗学会教师成员之一，擅长梦的分析、退行疗法、游戏疗法和催眠疗法。她在美国伊利诺伊州的布卢明顿私人开业，曾在包括《沙盘游戏治疗杂志》在内的多种教育期刊上发表论文。她是注册游戏治疗师，拥有游戏治疗学会认证的督导师资格。

格列琴·赫格曼（Gretchen Hegeman），具有临床社会工作医师资格，北太平洋分析心理学研究院候选成员，执业于美国华盛顿默瑟岛。她曾任美国沙盘游戏治疗师协会主席和美国沙盘游戏治疗师协会驻国际沙盘游戏治疗学会代表，现担任《沙盘游戏治疗杂志》图片编辑并为《沙盘游戏治疗杂志》及《沙盘游戏疗法》（Sandspiel-therapie）撰写稿件。她在美国及中国台湾地区教授沙盘游戏疗法。

贝蒂·杰克逊（Betty Jackson），临床社会工作者，在学校、心理健康中心及私人开业等设置中，与儿童与成人做工作，有着三十多年的工作经验。她既是国际沙盘游戏治疗学会的教师成员之一，又是美国沙盘游戏治疗师协会的教师成员之一。贝蒂曾在瑞士苏黎世接受沙盘游戏创始人多拉·M.卡尔夫的培训，曾任美国沙盘游戏治疗师协会理事和副主席，在《沙盘游戏治疗杂志》发表多篇论文。她现在美国宾夕法尼亚州的梅迪亚（Media）私人开业，为儿童和成人提供心理治疗，提供沙盘游戏培训和沙盘游戏实践的临床督导。

瑞·罗杰斯·米切尔（Rie Rogers Mitchell），博士，美国加利福尼亚州州立大学北岭分校教育心理学与咨询专业教授。她是一位获得认证的沙盘游戏治疗师和教师，任国际沙盘游戏治疗学会副主席，并且是美国沙盘游戏治疗师协会的联席主席。她是加利福尼亚州立大学其所在门诊部的临床主任和督导师，具有美国国家心理咨询师资格，也是在加利福尼亚州卡拉巴萨斯私人开业的执业心理学家。她是《沙盘游戏：过去、现在和未来》一书的合著者，在沙盘游戏和心理学其他领域发表了大量的文章和书籍章节。

吉塔·多萝西·莫雷纳（Gita Dorothy Morena），博士，超个人心理治疗师（transpersonal psychotherapist），认证沙盘游戏治疗师，美国加利福尼亚大学圣迭戈分校兼职教授。她曾在美国圣迭戈私人开业，从事心理咨询工作三十多年，著有《奥兹国的智慧：一名荣格学派沙盘游戏治疗师的反思》（*The Wisdom of Oz：Reflections of a Jungian Sandplay Psychotherapist*；Frog Ltd，1998）一书。

丹尼丝·G. 拉莫斯（Denise G. Ramos），博士，临床心理学家，荣格心理分析师，巴西圣保罗天主教大学教授，在那里她从事临床心理学研究生项目的协调工作。她曾在巴西的许多城市通过电台、电视等媒体探讨分析心理学，在拉丁美洲、欧洲、美国等地的专业会议上提交论文。她曾担任国际分析心理学会副主席和巴西分析心理学会主任职务多年。她现任《荣格学人》（*Junguiana*）杂志主编，著有《心之灵》（*The Psyche of the Heart*；Cultrix，1990）和《身之灵》（*The Psyche of the Body*；Brunner-Routledge，2004）等书。

幸子·泷·里斯（Sachiko Taki Reece），教育学博士，美国洛杉矶的荣格心理分析师，国际沙盘游戏治疗学会教师成员之一。幸子曾以英语、日语出版过诸多关于沙盘游戏研究的论文。2002 年 9 月，她因发表在日本沙盘游戏治疗协会文献档案中的论文而获得河合隼雄奖。她在美国和日本从事沙盘游戏教学与督导工作。

申荷永，博士，中国华南师范大学心理学教授，是中国第一个心理分析方向博士项目的导师。他是荣格心理分析师，广东东方心理分析研究院院长。他主持召开了第一届心理分析与中国文化国际论坛，该会议是第一次在中国举办，沙盘游戏也包含在内。他是国际沙盘游戏治疗学会的成员之一，在中英文杂志上发表多篇论文，同时还是《易经》研究专家。

勒诺·斯坦哈特（Lenore Steinhardt），文学硕士，国际沙盘游戏治疗学会教师成员之一。她是以色列特拉维夫基布兹教育学院艺术治疗项目和沙盘游戏培训项目的创办者、负责人。她著有《荣格学派沙盘游戏的基本原则与表现形式》（*Foundation and Form in Jungian Sandplay*；Jessica Kingsley，2000）、《星辰与沙子之间》（*Between Stars and Sand*；Sea Gate，2005）（希伯来语），并撰写了大量关于艺术治疗和沙盘游戏的文章。她在以色列的拉马特哈沙容开办私人诊所。她是美国艺术治疗协会的成员之一，是以色列创造性表达治疗组织的成员之一，也是以色列荣格心理学研究院的准成员之一。

罗莎琳德·温特（Rosalind Winter），社会工作硕士，荣格心理分析师，美国沙盘游戏治疗师协会和国际沙盘游戏治疗学会的教师成员之一。2001年至2006年间，她主持了象征构造（Symbol Formation）项目（对沙盘游戏疗法进行一定的改造，作为应对创伤的方法），对纽约市世贸大厦遗址地区学校的心理咨询师进行培训。罗莎琳德曾任纽约荣格心理分析师协会主席，为纽约荣格研究院的全职成员。她现在美国俄勒冈州波特兰市私人开业，在那里继续从事象征构造和沙盘游戏治疗方面的教育和咨询工作。

朱蒂·D. 扎帕科斯塔（Judy D. Zappacosta），国际沙盘游戏治疗学会和美国沙盘游戏治疗师协会教师成员之一。她曾任美国沙盘游戏治疗师协会理事会主席，现任该协会执行理事。朱蒂在美国及国际上公开发表作品较多，教授沙盘游戏多年。此外，她完成了马里昂·伍德曼基金会（Marion Woodman Foundation）资助的"领导力项目"，该项目整合了沙盘游戏、梦和身体。她一直在美国加利福尼亚州的圣克鲁兹教学并执业。

作
者
简
介

序　言

　　《沙盘游戏治疗的督导》是"艺术疗法督导丛书"五卷本中的一本。该丛书是美术与音乐疗法、戏剧与舞蹈疗法以及沙盘游戏疗法领域的同事们合作的结果。丛书的出版带来的是在督导中，针对不同的艺术媒介，就其所起作用的相似性与差异性进行的创造性论述。显而易见的是，尽管在艺术疗法的督导领域，已经发展了理论方面，但关于这一主题的著作相对较少。于是在劳特里奇（Routledge）出版社的编辑乔安妮·福肖（Joanne Forshaw）的鼓励下，提出了出版"艺术疗法督导丛书"的构想，并得以成书。

　　能够有机会向读者群体介绍第一本关于沙盘游戏治疗的督导的著作，我乐意之至；本书的读者群体包括艺术治疗师、荣格学派心理分析师、儿童和成人心理治疗师以及沙盘游戏治疗师。将沙盘游戏包含在这一关于督导的丛书中，是革新性的，因为沙盘游戏并未被官方地承认为"艺术疗法"中的一种。在英国，艺术治疗，包括美术、音乐、戏剧和舞蹈治疗，现在是国家注册的职业。沙盘游戏源自不同的传统。尽管荣格对于许多艺术治疗师而言也是灵感的源泉，但沙盘游戏从其根源来说，主要是荣格学派的实践。然而，现在沙盘游戏已经受到来自各个理论取向的治疗师的广泛欢迎。它发源于欧洲，广为传播到美国和日本，确切地说，已经传播到了全世界。就像艺术疗法，沙盘游戏提供了与其他形式的心理治疗督导完全不同的体验。本丛书所探索的心理治疗实践有一个共同的元素，即在治疗型关系的情境下，有一个客体在调节心理过程。沙盘游戏可以理解为把其他几种艺术形式的各个方面都结合起来了。在沙盘中创建出缩微模型（沙具）的世界时，画面涌现出来，就像一个剧场，在沙盘中想象的戏剧在上演；当沙盘游戏者在走动，到架子上取下沙具，把它们放到沙中时，某种形式的舞蹈动作就出现了，有时还伴随着自然的音乐之声。此外，在沙盘游戏治疗的督导中，沙盘中的画面被展示，汇聚成一个由治疗师、画面和督导师（或督导团体）构成的三角关系，这令人想起美术疗法的督导。

　　本书的主编和撰稿人都是经验丰富的沙盘游戏治疗师，他们当中有许多还是荣格心理分析师。尽管大多数撰稿人都来自美国，但还有很多来自不同的国际背景。这使得本书令人无比期待，也及时为这一不断扩展的领域的文献积累做出了贡献。希望本书，还有丛书中的其他几本，能够吸引广泛的读者群体的目光：来自沙盘游戏，分析心理学，美术、音乐、舞蹈和戏剧心理治疗，以及儿童和成人心理治疗和整合性艺术治疗各个领域的督导师和被督导者，既有经验丰富的从业者，也有初学者。所有涉及艺术疗法的督导的治疗师，以及沙盘游戏治疗师，都将发现阅读本书能激发灵感，是督导和接受督导时必不可少的随身相伴之物。

乔伊·沙维伦（Joy Schaverien）
2007 年 4 月

前　言

　　我很荣幸受邀为这第一本关于沙盘游戏治疗督导的著作写前言。读者希望本书能够出版，我认为，这说明沙盘游戏已经发展扩大，全世界范围内的人们对它都越来越感兴趣。由于数量愈来愈多的临床工作者现在正使用沙盘游戏，并在寻求沙盘游戏治疗的督导，针对这一主题的著作出版的时机已经到来。

　　回忆我自己在沙盘游戏督导方面的经历时，我发现我最早的记忆开始于1962年，那一年多拉·卡尔夫第一次受邀来到加利福尼亚州，参加旧金山荣格研究院与洛杉矶荣格研究院联合举办的一次会议并做讲演。她成为会议的焦点。由于她的报告活力四射，同时能够看到无意识栩栩如生地在沙中展现自己，参会的分析师纷纷签名，向她预约督导……我是其中之一。

　　首次到访之后，多拉·卡尔夫在20世纪60年代，每年都会来到加利福尼亚州北部和南部的荣格研究院。旧金山荣格研究院很快设立了一个特殊的"卡尔夫委员会"（Kalff Committee），负责为多拉·卡尔夫的个人督导安排约见日程。后来，在加州大学圣克鲁兹分校的资助下，她住在位于北加州的帕哈楼沙丘城（Pajaro Dunes）的一个度假中心里，人们远道而来向她学习沙盘。上午，她会做沙盘游戏的报告，下午的时光，她在居住的套房里提供个人督导，还为我们提供饼干、茶，有时候还有巧克力。

　　在20世纪70年代，卡尔夫的到访次数减少，待的时间也更短了，因为日本和欧洲也需要她。然而，大多数的年份里，她会继续到加州来，度过一个周末，有时候会待上一到两周。除了教授沙盘外，她开始提供团体沙盘督导，大型的团体甚至有多达20位临床工作者参加，来自美国各地。通常参与者把自己的个案材料在她的设备上呈现出来并报告。如果分析师们提出要求，她也会为他们安排个体督导的时间。

　　她每次到访的时间都太短，没有办法提供时间来进行沙盘游戏，或至少是完成一次沙盘游戏的过程。我了解到，在这一时期，没有任何人能够完成一次沙盘游戏的过程。我们必须前往苏黎世来完成我们的沙盘游戏过程。我由于希望能有沙盘游戏过程的体验，于是跟随雷内·布兰德（Rene Brand）做了初步的、持续时间比较短的系列沙盘。她是卡尔夫的第一位美国学生，也是旧金山荣格研究院的一位成员。直到 1974 年我才与多拉·卡尔夫一起开始了我的个人沙盘游戏过程。

1982 年，有 11 位治疗师被多拉·卡尔夫邀请至她在瑞士昭里孔的家中，我无比幸运成为其中的一员。在邀请信中，她写道："很高兴通知您，本人将于 1982 年 9 月 10 日至 17 日，组织一次由世界各地部分沙盘游戏治疗师代表参加的会议。这封信是邀请您参加此次会议，以分享您在沙盘游戏治疗领域的经验和体会……在会议期间，参与者将有充足的时间来交流观点，在正式的治疗时间之外来探讨个案材料。"

在 11 位受邀的治疗师当中，幸运的是除了一位，其余都于 1982 年 9 月到达卡尔夫的家中。受邀的治疗师包括：英国，乔伊·赖斯-梅纽因（Joel Ryce-Menuhin）；意大利，葆拉·卡尔杜齐（Paola Carducci）和安德莱依娜·纳沃内（Andreina Navone）；日本，樋口和彦（Kazuhiko Higuchi）、河合隼雄（Hayao Kawai）和山中康裕（Yasuhiro Yamanaka）；瑞士，卡什帕·基彭霍伊尔（Kaspar Keipenheuer）和马丁·卡尔夫（Martin Kalff）；美国，埃斯特尔·温瑞布（Estelle Weinrib）、肖尼特·拉森（Chonita Larsen）和我。日本的樋口博士因故未能出席。第二年，塞西尔·伯尼（Cecil Burney）加入我们，但他不幸英年早逝，于是多拉邀请来自德国的西格丽德·洛温-塞弗特（Sigrid Lowen-Seifert）加入我们的团体。这些受邀的治疗师当中，只有河合博士是我事先就认识的，几年前在日本的时候，我曾和他联系过。

我们在瑞士时，我们大多数人住在库斯纳赫特（Kusnacht）的太阳（Sonne）宾馆里，白天则去往多拉位于昭里孔的修建于 15 世纪的家中。卡尔夫事先就把议程安排得满满的，但却让人很放松。每天从早上 9 点开始到中午 12 点，我们当中有两人报告个案，采用沙盘图片的幻灯片；之后是讨论。从中午到下午 4 点，是休闲的午餐、休息时间，以及个人或团体的消遣时间。从下午 4 点到 6 点半，由另一位治疗师报告个案。多拉通常是最后一个报告个案，而她的个案总是令人惊叹不已。有时候我们讨论一般性的问题，例如某一个象征的历史，怎样处理沙盘游戏者的消极反应，或怎样回应沙盘游戏者在完成沙盘后问的"这意味着什么"的问题。在会议日程中还安排了时间商讨业务。我不能准确地记起到底是在什么时候，但我们当时一起工作，准备创立国际性的沙盘游戏学会。多拉在邀请信中并没有提及此事，但很快事情变得明朗起来，而这一安排就在她的日程安排上。我们之后继续每年举行会议。

为了让我们身心都感到愉悦，多拉在下午或傍晚的时候，为我们计划了一个特别的惊喜。第一年她带我们到了荣格位于波林根的塔楼；在宾客登记簿上，她写了"第一届沙盘游戏国际会议"的抬头，邀请我们把自己的名字写在后面。这给我们留下了深刻的印象——波林根的塔楼对于卡尔·荣格而言是非常重要的地方。

在另一年的会议中，她邀请太极大师黄忠良（Al Huang）为我们表演太极。还有一年的会议，我们有幸受邀到了荣格位于库斯纳赫特的家中，探索他的图书馆，荣格的孙子海因茨（Heinz）为我们沏茶来招待我们。

与这些特别的人一起度过的时光，享受着多拉的热情好客，结合了智力和知识层面的挑战以及轻松的娱乐，那是"天堂般的"日子。

正是由于这样令人难以置信的丰富体验，在我们的第四次会议于 1985 年举行之际，国际沙盘游戏治疗学会（International Society for Sandplay Therapy，ISST）正式创立。

1988 年，我从个人执业中退休之后，我建立了自己的顾问/督导团体。我一般倾向于把我在这方面的工作称为"顾问"，而不是"督导"。特别是在我从个人执业中退休，已经把从业执照注销之后。

我把这些团体的人数限制为四个。四这个数字正好是成员可以很好地联结的数目。还有一个团体，在其强烈要求下，只有两位成员。我还有一个团体，成员全部都是男性。

我最初招募团体成员时，要求有希望成为团体成员的人填写一个一页的、由十个问题组成的问卷，这个问卷是我开发的。我会问类似的问题："你与来访者的沙盘游戏工作，接受了怎样的个人督导？""你的工作重点是针对儿童还是成人，或者是既包括儿童又包括成人？""你认为培训应当包含或重点关注哪些方面？"我记不起是否有人反对填写问卷，但我很快放弃了它。也许是因为我觉得相关的信息可以不必通过那么正式的方式来获取。

团体成员会在星期四或星期五会面两个小时；我们每月会面一次，暑假的时候有三个月是放假时间。关于收费，每个团体都可以有两个选择：第一个方案是不管有没有出席，都由四人来平均分担两个小时的费用；第二个方案是由每次出席的人分担费用。大多数团体都选择了第一个方案。每一次的会面，都只报告一个个案。由谁负责报个案则在前一次的会面中做出决定。

我的一个主要的目的就是让团体成员之间的联结既轻松，又能持续良久。在每次会面开始的时候，我会在餐桌上提供茶和点心，请成员们聊聊任何生活当中对他们而言特别重要的事件。我认为这种一开始的时候报到（check-in）的时间，提供了一种揭示自我的基线，要分享治疗当中的亲密度，这种自我揭示是必需的。在我看来，在他人面前暴露自己在治疗中如何"应对"各种状况，是一件极为微妙的事情。我渐渐感觉到每一个团体的成员们都能轻松自如地相互袒露自己在治疗方面的情况。

如果有团体成员旅行归来，他们很自然地会把旅途中的所见所闻分享给我们，作为给我们每一个人的礼物。有时候团体成员会带来相关文章的复印件，他们希望给我们一起分享。

在报到时间之后，由报告个案的成员概述即将报告的来访者的个案历史。有时候他们会给出详细的个案史，对此我并不鼓励。在我看来，过多的细节会导致我们从意识化的视角来看待沙盘画面："这个沙具代表他的哥哥""那个人物是她的姨妈"。我认为更为重要的是我们关注沙盘中所揭示的无意识的内容。

在讲述了个案的历史之后，我们走下楼梯，去到设置好幻灯投影仪和屏幕的房间。到这个时候，每个成员都能自如地报告、提问、抛出观点、表达不同意见等等。有时候成员们希望能够看完整个个案过程，不希望受到过多的干扰，之后再回去探讨每一个沙盘与整个个案的相关性。

我认为强调治疗师与沙盘游戏者之间的关系的性质是非常重要的。这种关系可以通过多种途径展示出来，例如：沙盘游戏者对提供的沙具进行表扬或批评；在沙盘中放置的枪或道路，与治疗师所坐的位置有关联；某些特定沙具之间的关系，展示出人物之间的消极或积极的情感。有时候，当一个沙盘画面展示出来时，成员当中的一个，或者是我，会这样说："发生什么事情了？你是不是度假去了，而沙盘游戏者对你火冒三丈？"当我们会面的次数越来越多，持续较长时间时，类似的观察越来越常见了。它们通常会引向关于共同移情的一般性探讨。

在这些团体中，我尽量回应并调节顺应成员的个体差异。我希望他们能感觉到我尊重他们所做的，以及他们是怎样做的，尽管我会提供建议，看看可不可以用其他不同的方式来做。我想要确立一种尊重的氛围，尊重他们的来访者的个体差异，也能尊重他们自己和其他人的个体差异。我认为这些团体的一个重要成分就是关系：治疗师和沙盘游戏者之间的关系、成员和成员之间的关系以及成员和团体领导者之间的关系。

我于2000年从顾问团体中"退休"了。团体对我而言意义重大，我知道它们对团体成员而言，也同样意义重大。这与从个人执业中退休是不同的体验。我知道从团体顾问中退休的时间到了，但我也知道，这会让我的生活的很大一部分处于"空缺"的状态。

凯·布莱德威
加利福尼亚州，索萨利托
2006年2月

致　谢

　　大多著作的出版都源于作者日臻成熟的想法。然而，本书的出版则是许多人心血的结晶。

　　最深切的感激要献给乔伊·沙维伦，最初是她邀请我们参与她所编辑的一套五卷本"艺术疗法督导丛书"。她郑重请求我们主编关于沙盘游戏督导的这一卷。向乔伊致以最诚挚的谢意，因为这既给我们带来了极大的挑战，也让我们在编辑本书的过程中学到了许多。

　　一本编辑的书，其品质与其中各篇文章的作者的水平旗鼓相当。需要特别感谢的是技艺精湛、经验丰富的作者兼沙盘游戏治疗师，在我们向美国沙盘游戏治疗师协会会员和其他世界各地的资深沙盘游戏治疗师发出邀请，提交论文时，他们及时做出了回应。

　　感谢我们的伴侣，还有我们的孩子、孙辈以及其他家人，在写作并主编本书的过程中，我们需要离群索居一段时间，他们给予了极大的耐心、理解和支持。他们是：理查德·弗里德曼（Richard Friedman）；安迪（Andy）、吉米（Jimmy）和丽贝卡·弗里德曼（Rebecca Friedman）以及约迪·卡尔松（Jodi Carlson）；埃伦·弗里德曼（Ellen Friedman）和路易斯（Louis）、露西（Lucy）和雅各布·布卢姆伯格（Jacob Blumberg）；朱莉·弗里德曼（Julie Friedman）和罗伯特（Robert）、雅各布和阿伦·卡坤（Aaron Kagon）；雷克斯（Rex）和斯科特·米切尔（Scott Mitchell），理查德（Richard）和弗兰西斯·罗杰斯（Frances Rogers），罗伯特和安妮特·罗杰斯（Annette Rogers）。

　　在本书成书的各个阶段，还有以下一些人提供了大力支持，对他们深致谢意：克莱尔·阿尔平（Claire Alphin）、艾琳·巴伦（Irene Baron）、乔安娜·卡伯特-凯恩（Joanne Culbert-Koehn）、哈里特·罗思（Harriet Roth）以及伊娃·西尔弗（Eva Silver），还有洛杉矶荣格研究院和加利福尼亚州立大学北岭分校教育心理学与咨询系的同事和朋友们。

　　深深感激在过去的几十年中，为沙盘游戏治疗的研究文献积累做出了卓越贡献的研究者、作者和临床工作者们。

　　还有你，玛格里特·瑞安（Margaret Ryan），我们天使般的编辑，经过你的工作，这些创意无限、启迪人心的章节变得更为精良了，向你致以隆重的感谢。还要感谢贝齐·卡普里奥（Betsy Caprio）在编辑方面的帮助。

谢谢你，弗兰克·伯尼（Frank Burney），你是塞西尔·伯尼的兄长，你允许吉塔·莫雷纳使用塞西尔的诗篇，非常感谢！

我们还受惠于劳特里奇出版社的高级编辑乔安妮·福肖、高级编辑助理克莱尔·利普斯科姆（Claire Lipscomb）、高级制作编辑凯瑟琳·拉塞尔（Kathryn Russel）以及其他工作人员，感谢你们。

沙盘游戏治疗的督导

目　录

沙盘游戏治疗的督导

图片目录

导　言

哈里特·S.弗里德曼　　瑞·罗杰斯·米切尔

当乔伊·沙维伦邀请我们共同参与她的梦想时，出版这第一本关于沙盘游戏治疗督导的著作，一开始对我们而言是意想不到的事件。她的愿景是出版一套关于艺术疗法的督导的丛书。她希望我们主编丛书的第五本：关于沙盘游戏治疗的督导。

她的梦想最初对我们产生的影响有点类似一次计划之外的孕育。我们激动不已，然而又忧心忡忡。终于，在悉心培育和照料之下，这本书变成了我们自己的"圣婴"，为我们带来了光明与愉悦，好像出版这本书是我们自己的主意一样。书的出版带来的是新的意识水平，同时它还拓展了我们关于沙盘游戏治疗督导的思维方式。

什么是沙盘游戏？

沙盘游戏是由多拉·卡尔夫发展的，以荣格学派为理论导向的非言语的治疗形式，能够促进心灵自然的治愈能力。在治疗师所提供的"自由而受保护的"空间里，儿童或成人采用沙子、水和缩微物品（沙具），创造出其内在意象世界的具体展现。因此，沙盘游戏能清楚地说明来访者的内在象征世界，并为其提供了表达的场所，即在沙盘这一安全的容器之内。沙盘游戏的体验为外倾的、言语的以及聚焦于外部环境的日常世界带来了平衡，能够导向更为开放、均衡以及整合的生活方式。

1982年，多拉·卡尔夫正式创立国际沙盘游戏治疗学会（ISST）。自创立之初，沙盘游戏就已经传播到全世界，在英国、法国、德国、意大利、日本、瑞士和美国都有其官方的分支机构。要成为ISST的认证会员，会员候选人必须成功地完成教育方面的要求、写作论文、投入自己个人的沙盘游戏过程，并参与团体和个人的督导。如果想成为认证的教学会员，之后经过认证可以督导他人，还必须满足额外的要求，例如与一位认证的老师共同授课，并在评价委员面前报告个案。从这一国际组织成立伊始，这方面的共识就已达成并被包括在组织的内部章程当中，即被认证为ISST

教学会员的成员，能够提供沙盘游戏治疗的督导。

隐含在任何认证的沙盘游戏教学会员都可以提供督导的设想之下的是，沙盘游戏的督导仅仅是理论教学和临床实践的延伸。基于这一设想，督导本身极少受到沙盘游戏的作者们的关注，尽管督导被认为是成为沙盘游戏从业者不可或缺的部分。

当今，随着这本关于沙盘游戏督导的著作的出版，这一情况得到了改观。督导师们可以利用此机会，带着更多的意识觉察来探索他们的关于督导的经验和洞见。这一新的觉察让我们认识到，沙盘游戏的督导需要高度发展的能力，能够把直觉、情感功能与思维、认知以及言语技能整合起来。本书中各个章节的作者们成功地融合了这些技能，并把他们的洞见以引人入胜有时甚至是深刻感人的督导体验娓娓道来。

随着本书的出版，沙盘游戏治疗的督导经历了一次成长的仪式，变成了严肃认真的研究领域。

沙盘游戏督导的历史沿革

尽管临床督导一直是学习沙盘游戏时不可或缺的部分，但作为更大的心理学行业而言，其历史沿革有着完全不同的面貌。弗洛伊德和荣格及与其同时代的心理学同行，都没有督导老师，他们也未正式地督导过其他人的临床工作。然而，心理学同行们会不时向弗洛伊德和荣格请教，或通过信件，或与他们个人会面，或在专业的心理学大会上（Weiner, Mizen, & Duckham, 2003）。

荣格是第一位提出接受培训的分析师必须经历一次个人分析的过程的分析师（Mattoon, 1995）。并且在其个人的分析历程当中，未来的分析师们会在个人的面谈中探讨他们自己的来访者，由此接受督导；随后，他们以自己个人的分析经验为模型来指导自己的临床工作。正式接受督导的机会直到1948年才出现，当时苏黎世荣格研究院把督导纳入了其课程当中。

多拉·卡尔夫的督导方法似乎是以荣格的教学/治疗督导风格为榜样的。卡尔夫以正式的教学风格来教授小型的团体，为来自世界各地的专业人士提供大量的沙盘游戏治疗，在国内及国际范围内向大型的听众群体做讲座。在卡尔夫做公开讲演，讲授她的沙盘游戏理论，并用个案的沙盘幻灯片说明她所做的工作时，人们经常会对此进行拍摄。然而，与荣格这位著作等身的作家不一样的是，卡尔夫书面创作的文献仅仅有一本著作，还有几篇期刊论文。卡尔夫从她亲自教授过其沙盘游戏的治疗师当中，挑选了来自欧洲、亚洲和北美洲及南美洲的几位重要人物，以代表她的工作，

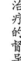

并把沙盘游戏进一步推向全世界。这些心理学同仁共同分享了他们对于沙盘游戏的治愈力量的深深欣赏之情，他们自己同时也是德高望重的临床工作者。他们不仅把沙盘游戏带回了自己的国家，还成为沙盘游戏督导领域的领军人物，为当前世界各国通过认证的沙盘游戏治疗师提供了督导。凯·布莱德威为本书所写的前言中提到了她早年成为卡尔夫的督导团体的成员的经历，以及她作为督导师的实践。

督导师的角色

在我们看来，一位思想深邃的督导师既是老师，又是导师（而不是个人分析师或治疗师），他善于在一个自由而受保护的空间建立合作的关系。督导的目标是激活被督导者自己的潜能和与其自性的个人联结，有助于促进被督导者成长为遵守伦理、效力较高的专业人士，能够最好地发挥其天分、才能、性情、精神和暂存的价值观。督导的核心在于聚焦于被督导者在与来访者的关系中和整个临床治疗矩阵中涌现的情感、反应、思维和幻想。督导师的任务就是把自己所有的认知知识、经验、情感和直觉功能、沟通和建立关系的技巧，以及宽宏大量的精神，带入督导面谈当中。

我们作为督导师，需要密切注意的是，被督导者可能会认同我们，并把我们的督导角色作为一种参照榜样而结合到自己的心灵当中。这一榜样或内在的指导变成被督导者在发展自己的身份认同时不可或缺的部分，将在其职业生涯的历程中时刻相随，并在他们成长转变成治疗师的道路上不断发展、变化。因此，督导师更像一位暂时的老师，陪伴被督导者几个月或几年。然而督导师作为一个原型，会在意识层面和无意识层面，在治疗师一生的历程当中，都将产生深远的影响。

荣格学派理论与督导

在认可当前有关督导的研究文献的价值的同时，有必要明确一种特定的荣格学派的沙盘游戏培训方法，这需要我们识别自性的工作以及在沙盘游戏治疗的过程中其原型的要素。

在与来访者做工作时，荣格学派取向的治疗师总是对新近涌现的未来治愈的潜在可能性以及人格的统一保持警觉（例如，在梦境、沙盘游戏、行为、创造性的冲动、观念和幻想中），而不是仅仅回顾过去，沉溺于过去的事件和伤痛。这就是荣格所称的**指向未来的态度**（prospective attitude）。荣格观察到，一旦有适宜的条件，心灵就会有一种自我治愈的自然倾向，因此他提出了指向未来的态度的概念。与在特定条件下我们身体的伤口会愈合一样，心灵如果能在安全而受保护的环境下感觉到自由，也会拥有本能的智慧，能够顺其自然地运作。

根据荣格的理论，**自性**（Self）位于无意识，即智慧之源之中，它还是整个人格的核心秩序原则。心灵的意识部分被称为**自我**（ego），但它并不是人格整体，而是更小的部分。当自我和自性建立了联系并沟通良好时，个体生活在最接近其自我实现的状态，会感觉更为平衡，充满活力。沙盘游戏是一种有效的途径，能够激活并滋养自性与自我之间的重要联结。

荣格学派的理论还为我们提供了一种语言，来观察并确定人格更深层次的运动。在沙盘游戏治疗中，对沙具、水和沙子的象征性的运用，是通过荣格学派理论的视角来看待的。对这些象征的理解，通过采用神话、炼金术、历史、宗教、其他文化、动物行为等等，来探索其多个方面的意义，使其变得更为丰富多彩。正是通过对象征的理解，无意识的语言才变得鲜活起来，引导我们去理解原型的和集体的水平。

从荣格学派的视角来对沙盘游戏治疗进行督导，事实上，是对无意识的过程和创造性的想象进行督导。一系列的沙盘作品在我们眼前展现，能令我们看到无意识的宏大与复杂性。通过对沙盘画面进行研究，我们能够明确自我与自性之间的联系的发展、通往自性化的旅程、未得到解决的问题的联结与整合（例如，对立的冲突）、新的创造性能量的涌现以及朝向完满的运动。

荣格学派理论及其指向未来的态度，拓展了我们对无意识语言的理解，提供了一幅巨大的心灵地图，让我们了解心灵的工作，并对其进行督导。同样，当督导师重点关注被督导者独特的情绪与直觉的回应时，被督导者自己的方法就涌现了。在这一安全的环境中，治疗师个人的天分与才华得到了认可，并被允许欣欣向荣地发展。

本书的目标

由于督导在沙盘游戏的教学中扮演着极为重要的角色，许多通过认证的沙盘游戏治疗师在作为督导师和被督导者方面都有着丰富的经验。然而，直到今天，他们宏大的知识体系和丰富的经验还未组织好，变成其他人都可以运用的资源。本书的目标之一就是提供由资深沙盘游戏督导师写作的论文集，描述沙盘游戏督导当前世界一流的水平。通过阅读本书，沙盘游戏督导师能够更好地装备必要的知识，以帮助被督导者理解沙盘游戏技术的复杂性及其在治疗中的运用。

本书提供了当代荣格学派取向的沙盘游戏督导方法，同时整合了当前更广阔的临床督导领域。沙盘游戏需要一种独特的督导方法，正如其他表达性艺术疗法一样，因为语言的技能并不是必需的。这一领域的督导是对从心灵的想象和象征运动中涌现的事物进行督导，同时重点关注治疗师的内在回应。本书还认可移情/反移情动力的重要性，这一动力不仅出现在治疗师与来访者的互动场域中，还表现在沙盘创造当中。我们希望本书能吸引来自各个流派的读者，如果他们觉得需要创建一种深度心理学取向的督导方法的话。

我们希望把这一技术牢牢地定位于表达性艺术疗法、游戏疗法、眼动脱敏与再加工（EMDR）疗法以及当代心理治疗领域这一更大的场域当中，它们既重视言语的方法，也重视非言语的方法。所有这些非言语的、表达性的治疗都非常欣赏想象、创造性、幻想、隐喻和/或象征，并把它们结合到治愈的过程当中。

对表达性艺术治疗进行督导面对着同样的挑战和回报。在学术类培训当中，言语的认知方法受到第一位的重视。然而，其中的一个重大挑战就是帮助治疗师欣赏并整合治疗中非言语的、更为无意识层面的、以右脑为主的方法。由于这一工作具有昙花一现的、直觉的特性，即使是经验极为丰富的治疗师，有时候也需要寻找督导老师来帮助他们了解那为治疗指明方向的无意识过程。

在沙盘游戏治疗的开始阶段，大多数的督导都是在一对一的基础上进行的。现在，由于有越来越多的治疗师和督导师，我们有必要推进一种有组织的、用文献来记载的视角。我们必须说出并写出被督导者需要明白的问题以及答案。如果我们想要支持、维护并弘扬传播这一珍贵的、非言语的技术，就必须学习传达直觉体验的能力，这对于沙盘游戏督导师而言是必不可少的要素。

将这多种目标铭记于心，我们与有着很长时间的沙盘游戏督导经验的美国沙盘游戏治疗师协会所有的认证会员以及全世界范围内的资深沙盘游戏治疗师取得了联系。我们既惊讶又喜悦，因为收到了许多篇论文，一些来自瑞士、中国、巴西、以色列，还有一些来自北美洲，他们的观点精彩纷呈。我们列出了一个沙盘游戏督导的问题单，邀请每位作者从中选择督导的某一特定方面来探讨，同时关注其自己的督导经验或培训方面的兴趣。所有的作者都有着相似的理论观点，鉴于这一情况，看到他们递交的论文有着如此广泛的风格和方法，对我们而言真是妙不可言的体验；我们感觉这也很好地证明了沙盘游戏治疗可以采用多种方法来进行督导。

在你阅读本书时，我们相信你会发现所有的作者都能够把他们对自己的工作的直觉的、情感的反应以清晰明了的方式表述出来，即描述在沙盘游戏督导中切切实实发生了什么。为了进一步说明并阐释其工作，他们还采用了个案研究和真实生活经历相结合的办法。姓名以及涉及来访者的身份的信息被做了巧妙的改变，以保护被督导者和来访者的身份。

凯·布莱德威的前言

让凯·布莱德威来为本书写前言，是我们很自然且非常清楚的选择。凯是多拉·卡尔夫最早的被督导者之一，她与卡尔夫之间的联系持续了一生。几十年以来，凯一直是美国沙盘游戏治疗的领导者。她促成了卡尔夫多次访问美国，与埃斯特尔·温瑞布一起倡导创立了全国性的组织美国沙盘游戏治疗师协会（STA），为美国那些不能前往瑞士跟随多拉·卡尔夫学习的沙盘游戏临床工作者提供培训和督导。

凯直接督导了当前美国许多通过认证的沙盘游戏治疗师、教师和督导师。来自美国大西部的临床工作者定期参加她举办的每个月会面一次的沙盘游戏督导团体，他们当中大多数完成了STA的认证要求并成为协会的领导层成员。格列琴·赫格曼写的那一章谈及的就是参加凯的督导团体的独特体验，而在劳伦·坎宁安和凯合著的文章中，凯探讨了她关于组织和团体过程的想法。

我们特别感激凯如此慷慨大方、亲切和蔼地写下了前言，回忆她接受卡尔夫督导的经历，分享她在沙盘游戏督导中的智慧、博学与悠长的经历。她的前言为沙盘游戏督导增添了悠远的历史感，使它与同样重视督导的重要性的其他心理疗法一起成为主流。

本书内容简要

第一部分"创建原创的督导模式"，从凯·布莱德威描述多拉·卡尔夫的历史性的督导模式的前言，转向劳伦·坎宁安和凯·布莱德威一起分享他们自己在美国领导沙盘游戏个案顾问的富于远见卓识的督导模式。格列琴·赫格曼描写的是她自己作为凯·布莱德威的督导团体成员十余年的丰富体验。哈里特·弗里德曼则讲述了在过去的25年里她创建并发展多个督导团体的历程。

在第二部分"设计当代的督导模式"当中，帕特里夏·邓恩-菲耶尔斯坦探索了卓越的沙盘游戏督导必需的重要成分。玛丽耶恩·格里菲思提

沙盘游戏治疗的督导

出了沙盘游戏治疗督导的合作模式，涵盖五大重要原则。贝蒂·杰克逊则在约瑟夫·坎贝尔提出的英雄之旅的基础上，构建了一个创造性的督导模式，有助于被督导者理解沙盘游戏过程的展现。

第三部分"直面督导中的特殊挑战"，处理的是从业的沙盘游戏治疗师在其实践的过程中可能经历的各种问题。格列琴·赫格曼探讨了通过认证的沙盘游戏治疗师在相对较小的沙盘游戏世界中面临的伦理问题和挑战。凯特·阿曼杜达讲述了她在与经验欠缺、防御较强的采用沙盘游戏疗法的受训者做工作时遭遇的两难处境，这令我们欣喜不已。丹尼丝·拉莫斯对督导师和被督导者之间引发的移情和反移情的重要问题进行了反思。玛丽亚·埃伦·基亚亚则重点关注沙盘游戏疗法中独特的影响督导师、治疗师和来访者的互动场域的那些方面。

在第四部分"转入跨文化的世界"中，茹思·安曼讲述了她在欧洲、美国、澳大利亚和亚洲的旅行，其中包括许多发展中国家，在那里她既教授沙盘游戏，也进行督导。她分享了她特别的冒险旅程，对她的经历进行了反思，思想深邃，意义深远。幸子·泷·里斯生动地描述了她怎样运用沙盘作为督导工具，帮助被督导者更好地理解其来自不同族群且社会经济地位偏低的来访者们。高岚描述了她在中国的学前班及幼儿园中采用沙盘游戏疗法以及开拓性的沙盘游戏督导方法，其目的是在学校中创建一个安全而受保护的空间。

在第五部分"督导特殊团体"中，瑞·罗杰斯·米切尔在第一章论及担任督导师的导师这一独特的主题，督导师的导师帮助他们处理督导中出现问题。接下来的一章中罗莎琳德·温特讲述了在后"9·11"时代的纽约市的学校中教授沙盘游戏，并对采用沙盘针对创伤的儿童和成人做工作的咨询师进行督导的历程。之后申荷永和高岚探讨了在中国培训硕士研究生并对其进行督导的经历，在东方与西方的经验之间搭建桥梁。他们展现的是沙盘游戏独特的中国意义，涵盖了《易经》和其他中国哲学的原型及象征意义。最后一章中，朱蒂·扎帕科斯塔论述其如何邀请初学沙盘的临床工作者发展并完善他们以有意义的方式来观察、倾听并与年幼儿童建立联系的能力。

第六部分"联结其他表达性艺术治疗"，以吉塔·多萝西·莫雷纳探索采用沙盘游戏疗法和其他表达性艺术来督导临床素材的独特优势为开篇。勒诺·斯坦哈特探讨了她从两个不同但有效的方法的视角来督导沙盘游戏的方法：其一是以荣格学派理论为背景的沙盘游戏，其二是以艺术心理疗法为基础的方法与沙盘游戏之间的联结。

读者们可以选择从本书的开篇至结尾按顺序来阅读，或者挑选特别吸引自己的兴趣的章节来阅读。尽管有些章节因为作者们都感兴趣，导致内容有些重叠，但他们都是以自己独特的方式来探讨这些主题的。

关于我们的术语

在这里，就**督导**（supervision）这一术语在本书中的使用，我们想增加一些说明。在心理治疗的世界，督导已从其历史的意义，即监督和控制被督导者，演变成督导师和接受督导的治疗师之间的合作活动。另一项发展就是督导现在涵盖两个活动：督导和顾问。**督导**涉及有从业执照的治疗师/督导师与尚未获得执照的培训学员或实习治疗师之间的关系，他们是在督导师的从业执照下工作。或者说，治疗师即使已经获得从业执照，也由于他们身处一个体系中，需要接受评估。**顾问**（consultation）则涉及两位已经获得从业执照的个体之间的关系，其中的一位已获得从业执照的个体志愿向经验更丰富的治疗师请教。然而，出于本书的目的，我们从广义的角度来运用督导一词，即同时涵盖督导和顾问的含义。为了保持全书的统一，我们要求各位作者在提及接受他们的督导的人们时，不管其处在何种发展阶段（即在学、尚未获得执照或已经获得执照），都称其为**被督导者**（supervisees）。

共同移情（cotransference）一词是由凯·布莱德威提出的，在本书中也经常运用。共同移情是指治疗师和来访者之间的关系涵盖了"共同（co）感受，而不是一种反对的（counter）感受。我使用共同移情这一术语来表明治疗师和病人之间的治疗情感关系。这些内在的情感似乎是同时发生的，而不是有一个先后的顺序，移情-反移情这一术语则暗含了这种先后顺序"（Bradway & McCoard，1997，p. 34）。

沙盘游戏（sandplay）这一术语是指使用沙盘、沙子和沙具来进行治疗的方法，以荣格学派及卡尔夫学派的方法为基础。作为一种非指导性的、深度的方法，沙盘游戏能够触及并激活个体心灵内在的治愈能量。

沙盘方法（sand tray）这一术语是指任何其他对沙盘、沙子和沙具的运用方法，例如，针对团体、夫妻、家庭做工作或作为一种研究或评估工具，或当游戏是在治疗师的指导下进行时。

沙盘游戏与沙盘方法是完全不同的，因为它强调运用和理解无意识的象征性语言的重要性，以及沉默的价值。

结论

本书提供了一种独特的荣格学派的督导方法，由全世界范围内经验丰

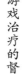

富的教师及督导师担纲写作，他们从其深度体验中用自己的声音来发声。我们希望本书能为各种设置中的心理治疗师、从业者、心理咨询师、荣格学派心理分析师、督导师、研究者及教师，以及全世界接受沙盘游戏治疗的人们，提供关于当前世界一流水平的沙盘游戏督导的信息。我们还希望在本书中，各种不同的声音汇聚在一起，能够增强你的专业技能，激发你关于督导的想象，丰富你自身的沙盘游戏工作，并为全新的意识敞开大门。

参考文献

Bradway，K.，&McCoard，B. (1997). *Sandplay: Silent workshop of the psyche*. New York: Routledge.

Mattoon，M. A. (1995). Historical notes. In P. Kugler（Ed.），*Jungian perspectives on clinical supervision*. Einsiedeln, Switzerland: Daimon.

Weiner，J.，Mizen，R.，Duckham，J.（Eds.）（2003）. *Supervising and being supervised*. New York: Palgrave Macmillan.

第一部分

创建原创的督导模式

第一章　沙盘游戏团体督导：
游戏中的协同作用

劳伦·坎宁安　凯·布莱德威

本章的内容源自 20 多年来参与和领导沙盘游戏督导团体的经历。这
20 多年来，我们的团体有四至五位成员，一起共同督导的时间持续 3 年至
10 年。通常来说，参与到督导团体中，需要有一年的时间，每个月会面一
次，每次两个小时到两个半小时，从 9 月开始到次年的 6 月；新成员偶尔
会被介绍进入团体，但仅仅是在一周年开始的阶段（即 9 月份）进入。本
章回顾了领导督导团体的实际操作，包括团体的文化、团体的发展、局限
和挑战以及在进行团体沙盘游戏督导时的保密性问题。本章前面的四节由
劳伦执笔；凯写作了最后一节关于保密性的问题。

实际操作

形成一个紧密团结合作的团体，部分需要运气，部分也需要技巧。对
于有可能加入团体的成员，我会单独与其见面，评估其与我或与团体的其
他成员是否匹配。还需要考虑团体成员中的双重关系，而且团体成员需要
做好准备，以迎接一位新成员的加入。我在年度的周期内一般不会改变团
体的成员构成，如果需要，只会在秋季的时候增加一位新成员。

在过去的 20 多年岁月中，各种各样的报告个案的形式得到了尝试。一
般来说，团体成员都希望尽可能多地报告个案。但他们也发现，在一次会
面时报告太多的个案，会让成员们被潮水般涌来的临床素材和象征素材所
淹没，导致团体督导过程难以深入。我最近所带的团体主要采用的模式
是，由一位主要的报告者利用大多数的时间，一位次要报告者利用快结束
时的半小时，介绍一下个案的一个小片段或问题。接下来的一个月中次要
报告者变成了主要报告者。尽管参与者可以报告两个不同的个案或主题，
但他们也可以利用此机会，对前一个月进行的讨论予以延伸和详细阐释。
有趣的是，在某一个月当中，共时性地出现了两个个案有着相互交织的主
题的现象。

一般而言，团体成员在一年的时间内有四次到六次的机会来报告个

案。幻灯片投影或数码图片是更受欢迎的；有时候也会使用宝丽来一次成像的照片，有时候个案报告者甚至把自己收藏的沙具带来，在现场重新建构沙盘。大多数团体成员会把正在进行的、具有挑战性的个案带来。有的则呈现与某一特定意象相关的主题的沙盘，例如美人鱼；或围绕某一特定临床问题的沙盘，如父亲缺失的人格发展潜伏期的儿童。我鼓励报告者带来有关个案的问题，它可以成为团体讨论的焦点。有时候准备用于申请美国沙盘游戏治疗师协会（STA）和国际沙盘游戏治疗学会（ISST）会员资格的围绕象征进行研究的论文也会在团体中稍露头角。最理想的状态是，团体成员在阅读和写作方面相互支持，深化其在沙盘游戏培训方面的体验。

通常要求个案报告者自己设置投影仪和屏幕来放映幻灯片或数码图片（提供需要的指导），这样他们可以熟悉设备。作为直觉－情感类型的人，我记得自己当年需要为呈现沙盘图片而设置屏幕和投影仪时，变得无比紧张。我在感觉功能方面需要做工作，这也是我们自性化过程的一部分。很有趣的现象是，有一些团体成员想要去"帮助"个案报告者，他们会自己动手帮他们设置设备，而不是看着个案报告者自己狼狈地与按钮、插头、操纵杆之类的做斗争。这也可以视为一种在其他人处理一项任务时，能够容忍不确定性的模式。

团体的文化

需要培养一种放松、接纳的氛围，让团体成员愿意坦诚、开放地面对自己工作中的困难。凯曾指出，一个人透露自己作为治疗师做了些什么，比起提及关于自己的敏感信息，会感觉更脆弱一些。在报告个案材料之前，让团体成员相互之间打个招呼，会有助于建立团体的友善关系。我鼓励团体成员在围绕临床和象征素材的可能意义进行进一步探讨之前，先自由地说出他们自己的联想或情感反应。游戏、直觉和好奇心都是受到鼓励的。督导师则变成了培养象征态度的榜样。刚开始学习沙盘游戏的新学生为了缓解自己的焦虑，有时候会迅速仓促地以具体、还原主义的方式指出"这个意味着这个"。

如果团体成员是稳定的，且在一年之内成员会定期碰面，那么团体通常能够向更深入的方向发展。团体成员感觉能够更安全、更开放地分享其关于来访者的困惑的感受或觉得不舒服的时刻。当让更有经验的成员讲述其在与来访者工作当中所犯的"错误"时，团体的文化能够促进这一过程。这种榜样示范作用能帮助经验欠缺的成员更坦诚地面对自己的工作。

作为一个团体来共同体验沙盘，能促进一种在心智水平降低（abaissement de niveau）和意识发展之间，或者说瓦解与整合之间的来回运动。原型的和临床的印象主要取决于治疗师个体的取向。团体的风貌（ethos）能够培育一种朝向视角的整合的运动，同时又能尊重和珍视"不知道"之神秘性。

当一个个案在团体中被对待时，各个层面的各个部分都在碰撞中前行：来访者的、治疗师的和团体的心灵（包括个人的、家庭的、文化的、关系的/共同移情的以及原型的元素）。团体督导涉及对这一复杂混合物的浸润与反思。对自己的印象和知识进行合作和分享，能产生相互促进的作用，提高团体成员象征性地思考并抱持对立面的张力的能力。还有可能出现的一种紧张局面就是既想了解个案的进程，以便看到整个过程是如何展开的，又想停留在某个特定沙盘的意象当中，深入地体验它们，与它们待在一起。一方面想去看看一系列的沙盘中出现的特定意象或主题的象征内容，另一方面又想了解更多地聚焦于共同移情和分析过程的临床素材。个案报告者基于各种理由，可能会感觉十分焦虑，并提供超出了团体成员消化理解能力的素材。督导师需要与团体的焦虑水平和能力水平保持一致，能够容忍沙盘意象当中以及个案报告者自身出现的混乱和困扰，以帮助团体调慢节奏，更多地进行反思，重新整合。团体学会对平行展开的两个过程进行评论，即发生在个案当中的过程，以及发生在团体的当前时刻的过程。

团体参与者学习怎样以可消化代谢的、建设性的方式来相互之间予以反馈。他们自己未来将成为沙盘游戏的督导师。督导的榜样就是采用支持性的评语，能够扩展容器，而不是压缩它——更多是一种"是的，并且"的态度，而不是"是的，但是"的态度。在我自己成长为督导师之前，我曾经是凯的督导团体中的一员。我们的老师对我们产生了深刻影响。凯带来的就是接纳、支持的氛围。我们从我们最好的老师那里学会了如何学和如何教。

不可避免地，学生处在不同的水平上，其报告个案的风格和类型也会不一样。一般而言，我支持个案报告者寻找并发展他们自己的风格，而不是强加一种严格的模板。团体领导者需要对团体的过程保持一种觉察，确保团体成员不出现竞争式的脱离团体或被团体驱逐的现象，特别是对于新来的成员或经验欠缺的成员。

团体的发展

在开始阶段，学生处于不同的水平，学习的技能也多种多样。重要的是团体成员既要有足够多的共同点，也要有充分的差异，由此加强团体的融合性。在一个有效的团体中，经验丰富的沙盘游戏治疗师成为经验欠缺的沙盘游戏治疗师的导师。治疗师拥有大量的技术，诸如表达性艺术疗法、艺术疗法、身体工作、眼动脱敏与再加工（EMDR）疗法，再加上其教学背景，来对病人做工作。通过倾听和讨论，就能交叉学习；我们相互之间能够熟悉对方所收集的沙具、对方的来访者以及用沙盘做工作的方式。一些治疗师会采用多元模态的表达性艺术方法；其他的则更多只使用沙盘做工作，并把它整合到言语的、分析的方法当中。

在团体成员之间，以及团体成员与团体领导者之间，会产生强有力的紧密联系。团体成员喜欢有一份花名册，上面有各个成员的联系方式。当团体和个体都变得成熟起来时，领导团体就会很轻松流畅了。某位团体成员可能会就自己思考的问题或研究的内容做一次讲演，利用团体这个机会锻炼其在小型学术研讨会上教学的能力。团体成员还经常发放相关的文章。

在团体成员会前的半个小时内，我会为团体成员提供一个相当于教师的"办公时间"的时间，以让个体探讨具体的培训方面的问题，或者来探讨他们在成为沙盘游戏治疗师的发展道路上已经走到了哪个阶段。学生们通常处在不同的阶段，这一会前的时间是一次开放谈话的机会，谈话涉及的问题并不一定必须在团体中处理，但能够影响到团体过程。

随着时间的推移，团体成员在象征方面的功能得到了加强，因为他们投入了许多个小时的时间，浸泡在各种各样的沙盘所呈现的无意识素材之中。当团体变得越来越成熟时，成员们会对未知与不确定之张力泰然处之。他们不再急于跳到结论那一步；说出来的言辞越来越少，然而表达的蕴意却越来越多。在会议室里，大家普遍感受到的体验是，我们围绕着活生生的心灵之神秘曲折前行。

局限与挑战

团体督导丰富多彩，但它不能取代个体督导。在一年的时间内，团体参与者报告个案的次数是有限的；而在个体督导中，有更多的机会经常碰面，就某一个个案深入探讨，时间可以持续更久。在团体心灵中共同创建的亲密感，与个体督导中的亲密感，是完全不同的。在团体督导中，复杂的家庭动力可能会在其中发挥作用。确定无疑的是，与个体督导相比，团体中融合了更多的心灵。这一心灵的融合涉及督导师的心灵、单个的团体成员的心灵、整个团体的心灵、来访者的心灵，还有沙盘游戏本身的心灵。作为一个内倾型人格的人，我发现当一个团体成员与我之间有情结被激活时，在一对一的督导关系中比在团体中更容易针对情结做工作。如果出现类似状况，进行一次个体的会面会更有益。团体作为一个整体，可能需要不时进行反思，探讨团体自身的过程，以重新激发活力，稍稍调整形式或重点。这也是团体走向成熟的重要部分。

保密性问题

在团体督导中，我们需要牢记的是，卡尔夫学派的沙盘游戏治疗的标志是"自由而受保护的空间"。"受保护的"意味着不要暴露在除治疗师之外的眼睛当中。这就要求治疗师在任何情形下分享个案素材的时候，必须特别小心谨慎。我们会对比，在打破严格的保密性原则，和团体对于临床素材的建议与理解对于治疗是有帮助的这两者之间，孰轻孰重。基于这一原因，我们会对督导团体的人数予以限制。在我多年带领团体的时光里，我的团体的人数限制为四人。STA 的指南中建议人数为六人。我们会观察一个团体的舒适程度，很少会让新成员加入。团体是一个具有凝聚力的统一体，代表着一个扩充了的容器或一个神圣之境。

对来访者身份的保护是首要的。当然，决不能用真实的姓名。当我意识到要与一个沙盘游戏者面谈超过一次到两次时，我会立刻为其分配一个代码名，用于所有的记录、照片以及相关的文件档案夹的标签，我发现这非常有效。我发现自己经常会忘记沙盘游戏者的真实姓名，因为我已经习惯于用代码名来思考。

在报告个案时，需要提供的跟个案身份相关的数据的数量和性质，也是一个非常重要的问题。有时候提供年龄和性别就已经足够了。我们曾经做过实验，只提供年龄和性别，我们发现个案报告似乎并没有任何不妥。事实上，它能够使受众——督导团体中的其他成员——在非个人的水平上看待沙盘中的意象。这些意象立刻变成了原型性质的意象。

关于婚姻状况、家庭星座、职业或专业以及转介的理由等数据也许是重要的。当然，治疗师必须自己决定哪些数据是必需的，以便让治疗师对自己的个案报告感到满意。

即使是在人数如此之少的团体中，对沙盘图片进行分享，是否会对正在进行的治疗产生影响，这仍然是一个问题。它会对共同移情产生负面的影响吗？事实上，劳伦和我都记不起是否曾遇到过类似的情况，即个案报告者告诉我们其治疗关系受到了负面的影响。在下一次团体会面的时候，在上一次会面时报告过个案的人，通常会报告说，在与沙盘游戏者的下一次面谈中，沙盘游戏者似乎有了进展。

当然，主要是因为正在进行当中的或"未结案"的个案在督导团体中被报告，所以我们需要在保密性方面保持小心谨慎。在一个更大的团体面前报告个案，或将个案用于发表，其规则应当已广为人知了。"未结案"的个案不得在督导团体之外进行报告。能够报告的个案必须是已经结束好几年的个案。如果要在督导团体之外的团体报告个案，或用于出版发表，治疗师必须获得沙盘游戏者的书面许可。STA有专门的表格用于获取相关许可。在文章发表前，让沙盘游戏者自己阅读并同意发表任何与其相关的文章，被视为治疗师非常良好的实践经验。

结论

我们感激我们的学生，他们带来了各种各样的经验，我们从中学习，获得不少收获。他们对于我们成长为沙盘游戏团体督导和顾问，做出了极大的贡献。在一个沙盘游戏团体督导中，我们不断地被提醒，需要去关注心灵的广阔性，去尊重"自由而受保护的空间"，正如我们在面对单个的心灵时所做的那样。

第二章 记忆中凯·布莱德威的督导团体

格列琴·赫格曼

对大多数沙盘游戏治疗师而言，强烈渴望能够教授沙盘游戏的时代已经来临。我们想要与其他人分享沙盘游戏到底是什么。我们为之着迷。沙盘游戏如此有力，如此打动人心，召唤着我们。但怎样才能成为优秀的教师呢？我们怎样才能学会把沙盘游戏的复杂性传达给其他人——其理论、神秘性以及实际操作？我们怎样教他人创建一个"自由而受保护的"空间？

有时候推动力来自外部。我们被要求在各种会议上就沙盘游戏发表公开演讲，或向某些机构做报告。也许是需要为一份专业的杂志写作一篇论文。各种各样的可能性都要求我们把自己的思维和感觉功能动用起来，把我们的观点条理清晰地组织起来。沙盘游戏治疗师们的人格类型通常都倾向于直觉型和情感型，这是众所周知的，因此这也是我们必须努力奋斗的原因。我们怎样成为一位优秀的教师？我们怎样找到自己的道路？

我想与你们分享一下我自己的个人经历，告诉你们我是怎样找到自己的路的。在过去的许多年里，我一直是凯·布莱德威的督导团体中的一员。团体每月会面一次，每次两小时，地点在凯位于加利福尼亚州索萨利托小镇的家中。凯本人，还有凯的家，都令人宾至如归。我每次参加团体会面，都需要从西雅图旅行到旧金山，每一次凯都会对我的旅程予以认可和肯定。当我们到达的时候，凯家的前门是稍稍打开的，传递出一种期望和等待的感受。从凯家的客厅，可以看到旧金山湾，一直通向蒂伯龙（Tiburon），让我想起了大自然的美妙与力量。这一切都让我们放松下来，投入我们的工作当中。

我们这个团体一共有四个人，再加上凯。她两小时的工作模式非常简单。第一个小时里，我们一起坐在凯的餐桌旁，一边聊天一边喝茶，还吃一些甜点。有时候我们当中的一个会自己带来一些好吃的，有时候凯会拿出刚刚烤出的糕点，给我们一个惊喜。我印象特别深刻的是一种小松饼，直径只有 1 英寸（约合 2.54 厘米）那么大。凯通常会拿出一本新书，或一篇她认为对我们有帮助的文章让我们看一看。有时候我们会听到有趣的会议的消息，或者是关于沙盘游戏的报告。其他的时间则被来自沙盘游戏的同行的消息所占据。比较特别的时候，会有一位来自其他国家的对沙盘游戏感兴趣的拜访者加入我们。

我们轮流"报告近况"，分享我们工作中的情况，为团体成员就最近报告过的个案提供最新的信息，或者就某个困扰比较多的个案或某个象征提问。这一段非正式的时光非常重要，我有一种感受，那就是凯和整个团体都在关照我，而且即使在我们没有会面的时间里，凯也一直在想着我们。

在第一个小时的最后 15 分钟的时间里，个案报告者会给我们介绍他即将报告的个案的基本信息。个案报告者如果有特别的问题或关注点，会在这个时间点提出来。

在第一个小时结束之后，我们会把团体的督导费放在凯的餐桌上；费用由四个人平分。然后，我们一起下楼，来到一个暗室，里面有屏幕、投影仪和激光笔。我特别喜欢走下楼梯来审视"沙盘工作"。沿着楼梯的墙上挂满了照片，以及来自远古世界的艺术意象。它们就像是向导，因为我们正在走向无意识的黑暗深处。

沙盘游戏的发展历史有许多都是与凯有关的。当我们进入督导室时，我们知道，多拉·卡尔夫曾经到过这里，还有国际沙盘游戏治疗学会（ISST）的其他创立会员，在这里，我们能够捕捉到他们的智慧与能量。

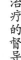

我们各自就座，个案报告者开始报告。待在暗室里的时光总是稍纵即逝，但又丰富多彩。我记忆犹新的一点是，凯从来不会主导个案讨论。她不会把自己的观点强加给我们。这是属于个案报告者的时间和素材。我们的学习是通过讨论来实现的。在我们之间，在这样的环境里，产生了极大的信任感——这就是自由而受保护的空间。随着时间的推移，我们报告的临床素材越来越艰难棘手、惊心动魄。我们也觉得足够安全，可以分享那些我们个人觉得羞愧难当的时刻，特别是那些我们觉得自己没有做到最好的情形。知道我们的同事也在为类似的问题伤透脑筋，而我们可以在互相照顾、互相支持当中谈论这些问题，这是极有帮助的。

很感激凯在督导团体中扮演着导师和支持者的角色，她让我放弃了原来持有的想法，那就是我必须知道一切答案。在团体中，所持有的态度是，并没有对或错的答案；被强化的原则是，如果有一个安全的容器能让它自己做好自己的工作，那么心灵自会找寻到它自己的方向。我们一起思索，一起分享，被工作中丰富的层面牢牢吸引，我们对心灵充满敬意和好奇，想要了解它是如何揭示自己的。

时间到了。我们回到楼上，回到了光明中。我们拿齐自己的东西，离开启程，期待着下一次会面的时间。

　　这些经历如何帮助我找到自己的道路？（1）团体是我生命中始终如一坚持参与的。我们在九个月的时间内每个月会面一次，暑假期间放假。（2）团体的成员一直都是相同的，我们真正学会了相互信任，并以相互尊重的方式接受反馈和提供反馈。（3）会面的过程也是持续的。（4）我感觉自己是受欢迎的、受尊重的。（5）我的观点和我的专业贡献得到了认可和肯定。（6）我认识到，我不需要知道所有的答案。（7）我接受凯做我的导师。

　　科比特（Corbett，1995）曾写道："我希望导师制模式可以与在某些分析性的机构中发现的态度形成有益的对比。在这些机构当中，一种针对受训者的类似于父母的态度会被有意识地或无意识地培养出来，要么是阿波罗式的高高在上的疏远感，要么是自恋的如父母一般的照顾。"（p. 60）他引用了伯顿（Burton，1979）的话语，继续说道："导师是一种人格模式，'能够产生一种特殊的具有创造力的关系——不像父亲、母亲、朋友或爱人……而是像同伴，和可能的自己（self-possibility）'。"（p. 62）科比特还引述了莱文森（Levinson，1978）的话语："在他的用语中，导师是一位老师，一个指导者和资助者，是他的门徒想要进入的世界的主人和向导，是一个榜样，能够提供专业咨询与道德支持。"（p. 63）

　　毫无疑问，凯·布莱德威为不止一代的沙盘游戏治疗师担任导师，在他们成为可能的自己的道路上祝福他们，相信他们的梦想。导师制似乎与沙盘游戏及其主要的原则——提供一个"自由而受保护的空间"——有着和谐一致的步调。

参考文献

Corbett，L. (1995). Supervision and the mentoring archetype. In P. Kugler (Ed.), *Jungian perspectives on clinical supervision* (pp. 59−77). Einsiedeln，Switzerland：Daimon.

第三章　成为沙盘游戏团体督导师：我个人的旅程

哈里特・S. 弗里德曼

　　当我回顾反思自己成长为一位团体督导师的个人旅程，以及从中获得的收获时，我会想到我们思索良多的来访者，还有我的团体中具有天分和创造力的治疗师们带给我的丰富而有意义的联想。他们都是我的成长历程中的一部分，对他们，我充满了感激。接下来的故事就是关于旅程如何开启，又是如何在过去的 25 年中逐步展开发展的。

　　我试图回忆这些团体在悠久的岁月当中是如何开始的，它们一直都是我的专业生涯的组成部分。我想尝试着写下关于沙盘游戏团体督导整个事业最初如何开展的个人回忆，我惊讶地发现，我自己成长为沙盘游戏督导师的个人旅程会如此跌宕起伏。

　　我曾经与多拉・卡尔夫在瑞士的昭里孔做工作，体验我自己的沙盘游戏过程，并有机会参与她的沙盘游戏研习团体。与她一起研习的时间是我人生中宝贵的经历，给我的一生带来了许多重大的改变。对于我收获的一切，不管是个人层面的，还是专业层面的，我充满了感激之情。

　　那个时候，我还不知道把这一宝贵的遗产整合到我的个人和专业生涯中的任务，会在接下来的二十多年的时光里，在我内心不断回响，并对我如何继续开展我自己的专业工作产生深远的影响。

　　然而，当时的现实是，我回到了洛杉矶，伴随着一种愈来愈强烈的渴望，想要与其他人聚集在一起，共同探讨沙盘游戏的个案。我很清楚，在这里，在我的家中，在我的专业世界里，我想要创建更多的与同行之间的关于沙盘游戏治疗的对话。我很明白，自己已经投身到了这一技术当中，已经着迷于如何深化自己对这扇通往心灵的窗户如何运作的理解，并有着无尽的想要学得更多的渴望。我希望能创建一个地方，能够与同行们一起分享我们关于沙盘游戏这一治疗模态的体验、思考以及感受，并能更深入地了解通过沙盘中的创造所发现的心灵的层面。我无比好奇，想知道其他人在他们自己的沙盘游戏体验中，都在做些什么、想些什么。我开始询问一些认识的同事，他们在工作中不时会采用沙盘；但和他们一起探讨沙盘的计划一直没有被提上实质性的日程。很明显，在这里，在洛杉矶的家中，很难有人和我去交流我的临床工作中这一丰富而又具有感召力的部分，而我个人觉得这一工作焕发着勃勃生机。

我对这一两难处境思索良久，然后突然有一天，我有点冲动地决定在一个更大的心理治疗社团里发放宣传单，宣布我准备开始带沙盘游戏督导团体。我想知道，这样的团体是不是会有人感兴趣，这是否有可能成为满足我自己需要的途径。我脑海里非常模糊地掠过一丝想法，也许其他人也会从中获益。

宣传单发出去之后没过多久，我就得到了回应。很快一些临床工作者开始向我询问相关事宜，他们有的是有从业资格的，有的则没有。在我的办公室里聚会的首个团体，有几位成员主要是对荣格的著作感兴趣，想要找机会向一位荣格心理分析师学习。其他成员则根本没有觉察到我的荣格心理学取向的背景，只是对沙盘游戏这一新技术感兴趣。他们当中，有的已经在自己的实践中采用了沙盘，有的只是听说过沙盘，想要学习更多，也许甚至想把沙盘纳入自己的治疗工作当中。

团体的第一次聚会有七个人参加，其中一位是精神导师，还有一对夫妻，他们都是家庭治疗师，采用沙盘来对伴侣做工作，一位是团体治疗师，还有一位艺术家，一位是学校的教师，她教小朋友们烹饪（也会为我们准备可口漂亮的快餐），以及一个牧师/治疗师。

我们开始介绍自己，提出我们的希望以及想要从团体中获得些什么。很快我觉得放松自如了，不再有孤单的感觉，内心充满喜悦，因为我发现自己身处一个同行团体之中，我能够与他们分享我对沙盘游戏的浓厚兴趣。只有在后来，我才意识到，从本质上来说，这就是沙盘游戏团体督导……而我就是团体的领导者。

在团体的早期岁月里（后来变成了两个团体，一个最终命名为"第一星期五团体"，另一个命名为"第二星期五团体"），我慢慢觉察到，我在学习怎样督导，因为领导团体方面的问题和挑战开始出现了。最终，我领悟到，我确实是在培养自己成为一位团体领导者和/或督导所必需的技能。

是的，随着时光的流逝，我确实获得了沙盘游戏同行们的陪伴，那是我所渴望的；但我收获的却更多。我还学到了成为一名督导师的许多技能，从中我受益匪浅：怎样最有效地帮助团体组织好一起度过的时间；怎样筛选申请加入团体的人，并思考潜在的成员怎样与团体的其他成员合作相处，其人格特点有没有抵触的地方；怎样处理保密性问题，怎样应对已经存在的团体内部的冲突；怎样识别并处理团体成员之间出现的妒忌的问题，以及怎样帮助团体成员调整自己，以面对报告个案的过程中有时候出现的痛苦的暴露过程。这里仅仅列举了在团体督导的设置中我学会识别和处理的各种问题的一部分。在过去的许多年里，它成为我重要的学习机会，从中我获益良多。

回顾这些督导团体，并与我曾参加的卡尔夫夫人的团体进行对比，我发现其中大有不同。她的督导团体更为正式，是结构化的，较少讨论，更多的是直接来自她的教学。实质上她是在报告她的个案，或她的被督导者的个案，她把沙盘图片的幻灯片放给我们看，大部分时间都是根据幻灯片的图片在给我们教学。在她的讲演之后，会有简短时间的讨论，然后会面就结束了。有时候在会面结束之后，我们当中的几个会相约一起吃午饭，在苏黎世湖畔的典型的瑞士咖啡馆里，在那里我们会自发地讨论我们所看到的和学到的，并分享我们自己的个案。在上午正式的团体面谈中，很少有机会进行对话，或询问卡尔夫夫人在其来访者的沙盘中发生了什么的问题。

当今的团体督导

现在，我们的团体督导通常以快速的"报到"开始；我们一起坐在我的主咨询室里，每位成员都讲述一下自己生活当中的新进展。轮到我的时候，我会提请大家注意即将举办的沙盘游戏工作坊，或我们的组织，美国沙盘游戏治疗师协会（STA）中发生了些什么。我还会提到我们的《美国沙盘游戏治疗师杂志》（*Sandplay Therapists of American Journal*）中某一篇文章，它可能与某些团体成员的兴趣相关。如果有来自国际沙盘游戏治疗学会（ISST）的拜访者来到洛杉矶，我们也会趁此机会邀请他们参与到团体当中。

在我们的"报到"仪式之后，前一个月的个案报告者就其来访者的最新情况做一个汇报，我们曾对这位来访者的沙盘一起学习研究过。通常，在这个时刻，关于个案报告的后续思考和反应会出现，并得到重视和讨论。我们发现，这种"事后的思考"成分，能够给上个月的个案报告者充足的时间和距离感，来持续地反思与个案相关的问题。接下来，按照之前已经确认好的个案报告者的安排，是由当前的个案报告者展示其来访者创建的一张或两张沙盘图片（有时候是一系列的沙盘）。个案报告者会以各种各样的方式来与我们一起分享沙盘。有的是以幻灯片的形式呈现，有的掌握了 PPT 的使用，以 PPT 的形式展示图片；其他的带来沙盘的照片；还有的则把自己的沙具带来，在我的沙盘游戏治疗室里把来访者的沙盘重新创造出来，就好像它们是原创的一样。

在这个时候，个案报告者可以选择提供来访者的临床背景，或者保留这一信息，直到观看沙盘创造的过程已经产生了效果。

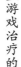

如果个案报告者选择重建来访者的沙盘，我们大家就一起去我的沙盘游戏室，就在我的办公室旁边。里面有两个沙盘，三面墙上都一行行地摆着沙具。沙盘室的空间足够大，大家可以站着，或坐在小凳子上，或围着沙盘坐在地板上，观看来访者的沙盘得以重建。在这个被容纳的空间里，我们首先让沙盘静静地对着我们说话，然后大家说出自己对沙盘的反应。对团体而言，沙盘变得如此栩栩如生！这一过程引发了如此多的观点、问题、反应、联想和感受。很快，同辈督导就开始了。作为团体的领导者，我认为自己的任务就是提供自由而受保护的空间，这是十分关键的，能够帮助团体成员找到他们自己个人的声音。在这里，我们都在共同努力，让这些个人的声音开始浮现。快结束的时候，讨论通常热烈且富有创造力。我一般会做一下总结，然后在最后的几分钟里，我们都回到更大的咨询室中，看看还有没有关于这个个案的最后的一些思考。

开拓我们共同的工作成果

随着多年来的共同工作，并在一起互相呈报个案，我们的沙盘游戏督导团体开始茁壮成长，开拓到了更大的专业社团范围内。比如说，当我们开展了一次公开的工作坊之后，我们决定把我们每个人的讲演报告收集成册，出版一本关于沙盘游戏的书。为了达成这一目的，贝齐·卡普里奥，我们勇敢无畏的一位成员，自告奋勇为我们担任编辑工作。由于有之前的公开讲演中获取的资金作为来源，我们可以从经济上对这一项目进行支持。1997 年，在同时获得洛杉矶荣格图书馆及书店的额外资金援助后，我们的著作得以出版，书名为《沙盘游戏时代的来临》（*Sandplay：Coming of Age*），它是由洛杉矶沙盘游戏协会创立团体成员连同荣格书店一起出版的。书中的作者包括格洛丽亚·阿维里齐（Gloria Avrech）、乔伊丝·伯特（Joyce Burt）、贝齐·卡普里奥、菲伊·坎贝尔（Faye Campbell）、托马斯·M. 赫德伯格（Thomas M. Hedberg）、瑞·罗杰斯·米切尔、奥茨玛·曼特尔（Ozma Mantele）、埃米·帕德尼克（Amy Padnick）和幸子·泷·里斯。[①]

在往后的日子里，我们举办了多次公开讲演和工作坊。第二星期五团体的一位成员提议，我们可以举办一次公开讲座，名字叫"一幅值得用一

---

① 这本书能够从荣格书店中订购，地址：10349 W. Pico Blvd., Los Angeles, CA 90064, U. S. A. 。电话：(310) 556-1196。

千个词描述的图画：沙盘游戏——非言语的方法"，来参加加利福尼亚婚姻与家庭治疗师协会举办的一次大会。对这一想法，所有的团体成员都热情洋溢，那一年，我们花了大量的时间来为这次会议做准备。我们每一个人都写了一篇论文，相互宣读论文，并互相给予反馈，以为公开讲演做准备。从这一经历中，我们学习了许多，对于在公开场合进行演讲，大家都变得更加胸有成竹，也安之若素，同时会有很大的自豪感和成就感。这一次事件，对我们大家而言既是第一次的启蒙体验，又是非常好的成长机会，因为团体中的大多数成员还是第一次在大型的会议上做公开讲演。我们同时也非常自豪，能把沙盘游戏治疗带到更大的临床领域，并得到听众们的热情回应。参加这次讲演的有：帕特里夏·阿布西（Patricia Absey）、辛西娅·贝尔泽（Cynthia Belzer）、特里·达布洛夫斯基（Terry Dab-rowski）、卡罗尔·费伊（Carol Fahy）、戴比·梅格（Debbie Mego）、奥德丽·塞杰曼（Audrey Sagerman）和雷·思拉舍（Rae Thrasher）。

由于此次讲座还被录像，我们又有了新的体验和快乐（有时候是折磨），能够观看自己的表现来学习。

团体督导的益处

通过多年与团体一起参与讨论，我拥有了专业生涯中最具启发性、挑战性、趣味性以及意义深远的体验。我总是发现自己在期待着下一次团体会面的时间，期待着从团体讨论中获得一些出乎意料的领悟。

很明显，团体讨论为心灵打开了一扇门，能够让各种各样的观点、体验和原型的能量进入。我渐渐意识到，为团体过程带来勃勃生机的，就是这样一种氛围，它鼓励大家投入我们自己的临床素材之中，不受对错判断之左右，同时对沙盘中呈现的一切保持好奇心。这样的环境还能让我们对无意识保持开放的态度，有机会去观察无意识是怎样在沙盘的创造中栩栩如生地呈现出来的。

督导团体有着把各种各样的视角和对呈现的沙盘画面产生的变化多端的情绪反应融合在一起的潜力，对于逐渐展开的沙盘游戏过程中所呈现的一切，每一种视角都能带来不同的、重要的洞察和领悟。

我相信，作为沙盘游戏的督导团体的领导者，我基本的工作就是培养相互支持、开放性的环境。在这里我们可以实验各种观点，探索可能的方法；对于我们已知的事物，我们变得更加意识化，而对于我们还未知的，学会怎样去"想象"。

沙盘游戏治疗的督导

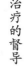

团体督导的阴影面

团体督导，尽管益处无穷，依然有其阴影的一面。报告个案的经历可能非常痛苦，会暴露自己，引发非常脆弱的情感。我曾经问过一个团体的成员的反馈，关于在沙盘游戏督导团体中报告个案，与其他类型的督导团体相比，体验是怎样的。我被他们的回答深深打动了：

"在这个沙盘督导团体中，当我展示我的来访者的沙盘时，我感觉比在一对一的督导中讲述来访者的个案史，暴露的部分更多。在展示沙盘时，我感觉自己也被展示'在那里'了。"

"当我展示我自己的来访者的沙盘时，我感觉似乎在向你们所有人暴露我最脆弱的自己。"

"我感觉似乎每个人都能看到沙盘中明显的部分，而我自己却没有看到。"

"这对我而言是如此谦卑的体验，我担心你们所有人的眼睛都看到了，而我却没有看到；但从长远来看，这样的体验是值得的，我很感激能够有如此多的方法、如此不同的视角来看待沙盘。"

"除了你们能看到我身上的其他所有一切事情，我告诉你们所有人的我关于沙盘的看法之外，我还在暴露自己的反移情，我感觉你们每一个人能够了解到我更多的部分，比我真正想要你们知道的要多得多。"

关于团体督导与一对一的个人督导之间的比较，有两位成员做了评述：（1）"一对一的督导会更难一些，因为只有一个人处在知道的位置，而在团体中，有着各种各样的看待事物的视角，我可以自由地选择适合我的观点。"（2）"我更喜欢团体的设置，因为在一对一的设置中我感受到了不平等。"

团体的每一位参与者都是勇敢的，他们愿意通过这种方式来展示自己脆弱的一面，在一次又一次的团体会面当中。我对他们有着极大的敬佩之心，敬佩他们在呈报自己的个案时，在回应其他的团体成员时，所展示出的暴露自己的勇气。

当成员在团体中报个案并相互提供反馈的时候，我对于所有这些被引发的情感的觉察，能够在我内心产生一种对团体成员的保护和尊重的感受。团体的实际表现可能看起来是进展良好的，成员们都在按照预先安排好的团体准则，呈报个案并给予回应。但是，当我引导他们谈一下对于刚刚所做的个案报告的体验和感受时，经常被提及的则是另外的景象……那些没有人看到的脆弱面。

当团体的过程逐步展开时，我需要觉察团体中可能的分裂，并在必要的情况下对团体成员做出回应，而不采取拒绝或惩罚的态度，特别是当一位成员有可能被另一位成员面质的时候；这是极其重要的。我对于潜在的问题行为的持续觉察还包括为挫败的时刻安装"雷达"，探测是否没有为来访者的所有素材安排充足的时间进行深入探索，了解团体内部的对抗和竞争，察觉自己有没有过度依赖某一位被督导者而不是其他成员来进行必要的干预，以及不利用某一些团体成员来面质其他成员，因为这是我的工作。我牢记这一点，如果我不能对这些动力模式保持觉察，我就会在有必要进行干预的时候，表现出虚伪的善意和不批判的态度。

作为团体的领导者，我的责任就是在张力和分裂出现之时，承接张力，调和分裂。我也认识到，在这些情形下，如果我这一方表现出否认或回避的态度，团体成员就会感觉不安全，没有受到保护。

取得的收获

在团体动力当中，我对于自己的了解也更多了，我将继续学习怎样面对新的挑战。举一个例子来说明一下我自己缺乏意识会怎样在团体中表现出来：有一位成员忘记了我曾经要求过所有人在报告个案的时候必须为来访者取一个假名。我个人对维护保密性有着非常强烈的情感，包括不使用来访者的真实姓名或揭示任何有可能识别其身份的个人信息。保密性的问题是我个人的心病之一。当我对一位成员使用了来访者的真实姓名做出回应时，我都忘记了让其他团体成员给予反馈，而且我的语气非常严厉，会让个案报告者感觉非常痛苦。

在编辑本书的工作当中，我察觉到一个事实，就是许多督导者几乎都没有接受过培训，也没有展示出任何督导方面的能力，就被选作督导师了。从历史上来看，关于督导方面的正式的指南也非常缺乏。与许多其他的督导师一样，我也是边学边做的。

在团体的情境中督导似乎更符合我比较外倾的一面，尽管在过去多年的经历中，我意识到团体督导的设置在很多方面比个体督导要复杂得多，因为在个体督导的设置中，上述复杂的动力模式都没有出现。

现在，多年以后，我对于团体督导的投入和忠诚只增不减；它还变成了我最喜欢的"教授"沙盘游戏的方式。它依旧是我继续保持的专业周活动的特别的部分，因为它能为我带来挑战，让我不断思考在团体会面中探讨过的许多问题。我发现自己总在期待下一个月的讨论又会带来些什么。

我认识到现在我喜爱在团体中进行沙盘游戏督导，能够拥有帮助治疗

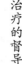

师实现他们自己独特的治疗方面的天分的特权，这让我有着深深的感激之情。我还有极大的满足感，因为在团体中我们讨论过的来访者，尽管不知姓名、不知面目，却能从沙盘游戏这一非言语的方法中获益良多，这一方法能够促进自然的治愈过程——神奇的沙盘游戏治疗方法！

进一步阅读文献

Clarkson, P. (Ed.) (1998). *Supervision, psychoanalytic and Jungian perspectives*. London: Whurr Publishers Ltd.

Hawkins, P., & Shohet, R. (2000). *Supervision in the helping professions*. New York: Open University Press, McGraw-Hill Education.

Kugler P. (Ed.) (1995). *Jungian perspectives on clinical supervision*. Einsiedeln, Switzerland: Daimon.

Weiner, J., Mizen, R., & Duckham, J. (2003). *Supervising and being supervised: A practice in search of a theory*. New York: Palgrave Macmillan.

第二部分

设计当代的督导模式

第四章　沙盘游戏治疗督导师的
复杂责任

帕特里夏·邓恩-菲耶尔斯坦

对沙盘游戏治疗师进行有效的督导是一件复杂的事情。督导师面对着无数的沙盘游戏场景，他们需要探索这些极具吸引力的沙盘画面，很容易出现过分理智化和给出不太成熟的解释的风险。此外，这些充满诱惑力的沙盘画面还具有欺骗性，令督导师将关注点主要集中在象征性的意象之上，却损害了被督导者在其他方面的发展，导致其难以成长为全面发展的治疗师。

沙盘游戏的督导，其构成成分与良好的沙盘游戏过程的必要成分是同步的。正如来访者被安全地容纳在一个炼金术的容器当中，被督导者也必须被容纳在督导之中，督导师必须创造一个安全的神圣之境，以让他们成长为其他人的容器。要做到这一点，督导师需要抱持一个象征性的过程，帮助治疗师发展其自己广阔的直觉立场，以让沙盘的深层意义得以展开，并能实际上映照这一过程本身。督导的过程还涉及探索治疗师的内在过程，以及治疗师-来访者关系的所有部分。这一方面对于督导师的要求会更高，他必须考虑的因素比从沙盘中呈现的丰富意象表面所观察到的内容要多得多。沙盘游戏督导要求整合关于治疗的知识的许多层面。带着对这多方面因素的更全面的理解，督导室里充满了谦虚、开放和充分准备的氛围，最终会促进被督导者的成长，并有助于来访者的治愈。

经验丰富的沙盘游戏治疗师之快照

不简单介绍一下沙盘游戏督导的目标，就去探讨沙盘游戏督导师的任务有何独特之处，显得有些不太谨慎。谈及目标，最好是去研究一下成功的专业人士，例如，经验丰富的沙盘游戏治疗师。那么，经验丰富的沙盘游戏治疗师"看起来是怎样的"？也就是说，他们拥有何种技能和知识？他们整合或培养了哪种能力？哪些性格特质是有益的？哪些行为是关键的？

经验丰富的沙盘游戏治疗师，首先且最重要的是，已经完成了一次深入的沙盘游戏过程，因此在其个人层面，他已经熟悉了其来访者的旅程，并且是以最本真的形式，即发自内心的。布莱德威和麦科德（Bradway & McCoard，1997）指出，有必要与来访者共情地联结在一起，通过"从内在去感受"（p. 29）其体验。被督导者发挥这一重要功能的能力，将受到其自己的沙盘游戏过程的深度的影响。

经验丰富的沙盘游戏治疗师拥有敏锐的自我觉察力，能够察觉自己的情绪、直觉、身体感觉和思维。他能够觉察到个人的情结、偏见和其他方面的局限性。经验丰富的沙盘游戏治疗师还拥有明察秋毫的观察力，能够观察他人和环境。这多方面的知觉能力能够培养治疗师观察体验的主观水平和客观水平的能力，能够使其在移情的场域成为更有效的容器。

经验丰富的沙盘游戏治疗师能够识别一些关键时刻，能够把沙盘游戏过程作为一个整体来容纳。他能够"消化吸收过程中的情感和气氛，以及个人的画面……治疗师共情地参与到创造的行动之中，由此建立深远的、无言的融洽关系"（Weinrib，2004，pp. 32，33）。这种融洽关系对于创造一个治愈得以发生的炼金术的容器是十分关键的。从更大的意义层面来理解，创造这个有助于来访者的发展的炼金术的容器，还需要考虑治疗室的空间、沙盘和沙具，以及治疗师自己的投入。

最后，经验丰富的沙盘游戏治疗师拥有关于沙盘游戏过程作为一个整体及相关理论方面的知识，能够运用这种觉察力把来访者的沙盘游戏过程作为一个"大的画面"来把握。如果来访者感觉到治疗师能准确地感知到自己的存在状态，就会放下防御，获得一种自我信任，以进入心灵中更为痛楚或充满羞耻感的角落。如果没有这种信任，治愈就不可能发生。

尽管上面描述的并不是经验丰富的沙盘游戏治疗师的能力和特点的完整概貌，但它大致介绍了沙盘游戏督导师在承担督导工作时须努力达成的目标。概言之，经验丰富的沙盘游戏治疗师须完成以下目标：

1. 深度的沙盘游戏过程的个人体验（由内至外的知识）。
2. 观察自己和他人的技能。
3. 容纳他人的整合的能力。
4. 关键理论的整合知识（由外至内的知识）。

沙盘游戏督导有时候可能会是一种令人气馁的任务，督导师必须认识到其复杂性，同时又不会被它打垮。尤其重要的是，他们应该记得温尼科特（Winnicott，1992）提出的警告，与此有点类似。督导师应当致力于帮助被督导者获得尽可能多的收获，但成为"足够好的"（p. 214）心理治疗师已经是相当不错了，这可能有助于督导师晚上睡个好觉了。

沙盘游戏治疗的督导

督导象征过程时易遇到的陷阱

沙盘游戏治疗的督导典型来说，主要聚焦于对创造的沙盘意象的理解，以及这些意象传递了有关来访者的什么信息。大多数的个案督导都是在审视沙具构成的世界的照片或幻灯片，并且就像考古学家把支离破碎的艺术品一片一片地收集拼接在一起，大家都试图把这些照片放在一起，根据来访者生活中的点滴故事，创建与其发展相关的意义。督导师在评估这些图片方面水平越高，就越容易陷入过分理智化以及不成熟的解释的陷阱之中。我们所有人都曾在这方面摔过跟头。思考一下多拉·卡尔夫于 1988 年在哈佛大学做的讲演中提出的警告（Johnson，1990）：

> 然而，再一次，我想强调，来访者的工作是内在的、无意识的过程，**不能被治疗师的猜测所干扰，或甚至受到影响**［我加的黑体］……因此极为关键的是不要干扰刚刚开始形成的意象，因为你永远都不会知道它们放在那里是为了什么或它们被要求负载着什么意义。(p. 105)

理想的做法是，沙盘游戏的督导师帮助治疗师理解来访者，同时不会做出一些干扰来访者的沙盘游戏过程的猜想。如果能够认识到象征性过程的重要性，就能取得这样一种广阔的立场。荣格（1971）曾清楚地表达了这一重要性：

> 象征总是极其复杂的大自然的一种产物，因为来自每一个心灵功能的数据都在参与到象征的创造当中。因此，它既不是**理性的**，也不是**非理性的**……象征的深远与孕育的意义，无论对于**思维**还是**情感**，都有着强烈的吸引力，同时它可塑性特别强的意象，如果被赋予了感官的形式，能够同等地对**感觉**和**直觉**产生刺激。(p. 478)

象征是一种极为重要的治愈要素，以此为前提来工作，要求我们传授给被督导者面对象征保持一种正确的态度。荣格（1971）指出："一个事物，是不是一种象征，主要取决于观察的意识的**态度**。"(p. 475) 荣格将之简称为**"象征的态度"**(p. 476)。至关重要的是督导师的态度支持着象征的生命，根据荣格的观点，"象征只有在孕育着意义之时才是有生命的"(p. 474)。把这些理论前提传达给被督导者，有助于其达成前面概括出的第四个目标：拥有关键理论的知识。

我发现有一个方法可以增强象征的生命力，就是进入一个与意象一起游戏的场域，首先运用感觉、情感和直觉这三种功能来探索沙盘的场景。调动这三种功能进入游戏当中，映照了沙盘游戏过程本身，有助于我们带着必要的尊重来投入个案督导之中。当游戏完成之后，可以带着更大的确定性来调动思维功能，同时避免思维功能横行霸道地干扰这一过程，破坏其生命力。事实上，学习沙盘游戏的学生最常见的错误就是首先运用其思维功能来处理意象。我记得自己作为一个初学者参加工作坊，急切地试图理解这谜一样的过程——认真思考每一幅沙盘图片，觉察到参与者中都一种竞争感，都想要给出令人信服的回应。到讲演结束的时候，我们大多数人都头痛不已。大家都在努力尝试去理解，正是这样，我们一点点地挤压着我们正在见证的治愈过程的生命力。

现在我想提供一个被督导者处理意象的结构，以免他们出现自然的倾向——**思考它**！在这个活动中，督导师鼓励被督导者锻炼以下技能，以达成沙盘游戏治疗师的第二个目标，即培养观察自己和他人的技能。凯斯门特（Casement，1991）支持在督导体验中游戏的观点，并指出："正是通过游戏，治疗师能够分享病人的创造力。也正是在这一点上，他能够发现一种平衡，那就是他了解的无意识的性质与不成熟的推测的诱惑之间的平衡。"（p. 35）

在我们进行督导的时候，问题常常比答案更重要，因为问题是在邀请我们进入无畏的想象游戏当中，而这正是使象征保持生命力所必需的。我喜欢让被督导者首先与意象的情感基调（feeling tone）保持一致。

以下的问题可能有助于做到这一点：

- 当你看到这个场景，或场景的一部分时，你内心有什么情绪？
- 当来访者创建这个场景时，你认为他的感受是怎样的？

接下来我会让治疗师思考一下他们的身体反应：

- 你的身体对于这个场景的反应是怎样的？
- 你的身体内部（五脏六腑）体验到了什么感受？

这些回应有可能告诉我们来访者未处理的创伤和情绪存储在其生理层面的信息。以下更多的问题和描述有助于被督导者更深入地探讨感官领域的感受：

- 让你自己把大的画面当作一种感官体验来吸收。想象一下身体在感受沙子。想象一下自己就在沙盘里。这是一种什么样的感受？
- 你的感官觉察到了什么重要信息吗，例如纹理、温度、湿度或缺乏湿度、色彩、形状、空间的运用、重复？

在运用情感和感觉功能探索了意象之后，被督导者可以运用直觉功能来进入游戏。督导师可以建议：

沙盘游戏治疗的督导

- 让无意识对你说话。有什么直觉念头闪过？
- 要对这一事实保持开放，即这些闪过的念头可能以记忆、意象、身体体验、想法或情感的形式出现。

通过这一系列的问题，很自然地就进入了用思维功能来探索的过程。思维功能排在了第四的位置，此时它极少有可能去主宰来访者的沙盘游戏过程，或损害其过程的生命力。

这一技术在团体督导中特别有效，可以让个案报告者先展示意象，在开始的阶段关于来访者的信息分享得非常少，或根本不提。团体的其他成员则参与到前面描述的反思过程当中。这一方法本身对于报告个案的治疗师而言是非常有益的。通过运用情感、感觉和直觉功能来充分探索意象，关于来访者的更多信息得以揭示，例如来访者的年龄、性别、呈现的问题以及说了些什么。接下来可以引发关于沙盘场景和个案作为一个整体的更多的感受和思考。

我发现当督导过程是以上述方式进行时，一些不同寻常的事情会发生。要去表现的压力变少了，竞争感也变少了，因为每一个人都进入了游戏的场域当中。尊重与共情则得到了加强，因为被督导者有机会"从**内在**去感受"（Bradway & McCoard，1997，p. 29）意象，因此能够从内在感受到来访者的处境或心理框架。最大的一个益处是，当被督导者在此之后运用思维功能来探索这一过程时，它已经经过了其他三种功能的过滤，以至于极少有可能破坏象征的过程。事实上，我发现当采取这一技术时，即使是刚刚进入沙盘游戏领域的新手治疗师，也能够对所研究的沙盘场景提出富有洞见的观点。我也曾见证过相反的一面的发生。如果我们探索意象时过分使用思维功能，即使是经验特别丰富的沙盘游戏治疗师（包括我自己），也会表现出缺乏共情和领悟的一面，通常会严重破坏象征的过程。

关于这方面的训练，需要提醒一点：重视观察的广阔度的重要性，以及由此而产生的觉察力。必须提醒被督导者，他们会把自己的投射带入来访者的场域中，并且总是会有污染来访者的场域的危险。在这一过程中，必须要采取一种头脑风暴的态度，让大脑中不存有谴责的念头，或固执地坚持不肯放下的想法。最终，来访者关于自己的意象的说法，对这一过程而言有着最大的洞察力。

在沙盘游戏治疗领域进行督导是极具挑战性的，其原因之一在于需要关注的地方是如此之多，而传达的信息也是数不胜数。就象征过程而言，不仅有意象要去理解，还有隐喻的语言需要考虑。如果来访者的人群属于更年轻的、智力方面有残疾的或语言与治疗师不同的，那么隐喻的语言就会变得更为复杂。

我还记得最初体验到这方面的重要性的一次经历。我当时23岁，在一家著名的精神病院板栗小馆（Chestnut Lodge）担任精神病学技术员。有一位成年女性（我叫她朱莉），被诊断有精神分裂症，在期待着她父母晚上来看望她，因为他们要从城外过来。在早晨的时候，她的病有点发作了——要求大家关注她，尖叫，大哭，其表现是比平常更为退行的状态。我试图帮助她反思一下发生了什么，但徒劳无功。最后，在过了很长一段时间，而她也似乎有点代偿失调（decompensating）的时候，我很严厉地对她说："朱莉，如果你总是这个样子，你会破坏今天晚上你的家庭探访。你需要振作起来，停止这样的表现！"她对我充满了怒火，横冲直撞地回到了她的房间。午餐时间，我陪伴她和另外一位病人走到餐厅。朱莉朝这位病人抱怨道："你知不知道，今天早上帕特里夏把我吵醒了？我正睡得舒舒服服的，她却把我吵醒了。"我起初不明白她在说什么，回答道："我没有吵醒你，朱莉。当我今天早上来到病房时，你已经醒了。"她的语气加重了："是的，你吵醒了我！我睡得死死的，你把我吵醒了！"突然我明白了。当我对她设置限制的时候，我把她从退行的状态和"睡得死死的"心理框架中唤醒了。一旦我明白了她的意思，我就能够以对她有益的方式来做出回应："对不起，朱莉，我把你吵醒了。我并不是有意要让你难过的。"通过这样的回答，还有保持在隐喻水平的进一步的谈话，我能够共情地进入她的世界，能让她感觉有人如镜子一般让她看到自己，感觉被接纳，也变得没那么焦虑，于是她后来与家人之间的探访非常成功。

教授隐喻的语言的重要性并不是一项小小的任务，它对于沙盘游戏治疗师的第三个目标是非常重要的：拥有容纳他人的整合的能力。当治疗师向来访者表明，他理解了其无意识的沟通时，来访者会感觉自己被共情地抱持在一个安全的神圣之境。向被督导者传达这种理解，其方法与对沙盘图片进行反思是一样的。最重要的一点是鼓励治疗师保持语言的生命力，其方法正如保持意象的生命力一样。他们需要学会"用第三只耳朵来倾听"（Reik，1958，p. 144），倾听那些超越了他们实际听到的故事和言辞的沟通和交流——倾听那些正在被揭示的神话和隐喻，要小心谨慎地倾听。需要传达的重要概念就是明白所分享的比最初意识到的要多得多的重要性，并且明白在面对意象时的尊重、共情和开放的态度，在面对语言时也需如此。通过这一途径，治疗师认识到把自己当作容器的重要性。

对治疗过程中的动力模式进行督导

沙盘游戏的意象包含着一种引人注目的特质，很容易出现的疏忽就是重点关注沙盘图片，却忽视了治疗过程中呈现的其他动力方面的内容。除了理解沙盘游戏过程本身，还必须关注在治疗面谈中，创造沙盘之前和之后，发生了什么，以及那些没有创造沙盘的面谈时间。督导师需要传达的一种重要性，就是治疗师的内在所发生的一切，与治疗师和来访者之间的场域中所发生的一切，要保持一致的重要性。督导师还必须保持觉察，即这些动力方面的内容有可能在督导关系当中以平行的过程的形式表现出来。被督导者要获得这方面的领悟，需要花一定的时间，也需要一种持续的关系，而这种领悟能够帮助他们成长为经验丰富的沙盘游戏治疗师。

霍金斯和索海特（Hawkins & Shohet，2000）开发出一种督导心理治疗师的模型，后来被称为"七眼督导模型"（seven-eyed model of supervision）。在考虑对治疗的过程进行督导，而不仅限于对沙盘中的内容做督导时，这一模型提供了一种有效的框架。由于篇幅有限，在这里不会详细介绍这一模型。简短来说，督导的七种模式包括：内容、干预与策略、治疗关系、治疗师的过程、督导关系、督导师自己的过程以及更大的情境（例如，政府组织、机构和雇主）。正如作者指出的："优秀的督导必须不可避免地涉及模式之间的运动。"（p.71）逐个地对这些模式进行探索，督导师可以更好地了解自己偏好的督导风格，也能够更好地了解他们可能会"因习惯了或不够熟悉或缺乏实践而避免的"（p.71）领域。恰恰是这种避免，使得沙盘游戏督导的有效性受到了局限。在本文中，主要探讨督导的前四种模式。

模式一：治疗面谈的内容

在模式一当中，重点关注的是治疗面谈的内容。我的理论前提是，在沙盘游戏督导中，内容通常是首要关注的焦点，因为沙盘意象是如此充满吸引力。我们会花大量的时间鼓励被督导者去见证沙盘游戏的过程，但在治疗面谈当中，除了沙盘意象之外，还有更多的事情需要我们去面对、处理。在这一督导模式当中，督导师需要了解来访者的外貌、说了些什么、有什么情绪出现、是不是做了沙盘且来访者是如何接近沙盘的、来访者重点关注其生活的哪些方面以及所有这些因素与之前的面谈有何关联。这一模式激励被督导者培养其观察技能，正如之前提到的沙盘游戏治疗师的第二个目标。

这就需要教授被督导者怎样**身处**过程之中，这远比表面看来要困难得多。在沙盘游戏过程中，治疗师都学习过要扮演沉默的见证者的角色——在来访者创造沙盘的时候，要以尊重的态度"抱持"来访者。然而，见证的概念必须超越沙盘本身。谢恩伯格（Shainberg，1985）指出，真正的理解来自能够"观察并用准确、具体以及完整的细节来描述当前正在发生什么。这种见证不同于想要去改变，或去除或比较或对于正在发生的一切假定一个既定的意义"（p. 164）。

强调密切观察的重要性，会让被督导者关注来访者的首要需要——被看到。谢恩伯格指出，尽管他人的体验永远都不会被完全认识，但"正是共同参与到发现病人的本质特征的过程中，治愈才得以发生"（p. 164）。在某种程度上，被督导者必须学会怎样带着"不知道"的焦虑"稳坐在那里"，也就意味着督导师必须首先熟悉并对这一模糊不清的空间感到舒适。如果没有这一基本水平的舒适度，就会有加剧的风险，来做出不成熟的解释和关于来访者的不正确的假设。

督导师必须预期治疗师是迫切想要了解其来访者的；此外，他们也必须格外小心，不要用自己的焦虑来加剧被督导者的焦虑。正如霍金斯和索海特（Hawkins & Shohet，2000）指出的，督导师的焦虑通常来自"表现得特别有效力且拥有治疗师想要的答案的需要"（p. 72）。这一需要在诸如沙盘游戏的象征过程中特别真实，因为治疗师在向督导师寻求象征的意义。督导的角色要求督导师有能力在观察到的面谈的要素仍属未知的情况下，依旧稳坐在那里。督导师的任务就是担任被督导者的容器，在他们经历恐惧和冲突之时，接纳他们。这样当他们进入自己内心以及来访者的内心最痛苦的地方时，他们才能拥有"自由而受保护的"空间所带来的安全感来支持他们，并最终开始认识并信任作为治疗师的自己。

模式二：干预与策略

督导的第二个模式探索治疗性的干预，督导师可以帮助治疗师培养自我信任，以进入督导的第二模式。在其中，督导师想要了解治疗师是怎样对来访者做出回应的，设置了什么限制，给出了什么建议或决定。在沙盘游戏的督导中，这一阶段包括探索一系列与沙盘游戏疗法相关的特殊问题。督导师必须考虑各种各样的选择，例如，什么时候介绍沙盘游戏，怎样介绍；是否鼓励使用沙子；在需要的时候，什么时候提供帮助，怎样提供帮助（例如，帮助找沙具，帮助建构一些很难的结构）；怎样处理有可能在场或在附近的照看者的兴趣或干扰；等等。在这一工作模式当中，被督导者训练必要的技能来达成沙盘游戏治疗师的第二个和第三个目标：他们在学习观察来访者的技能以及担任来访者的容器的策略。

在这里督导师的危险在于干预得太快或太狭隘，导致侵害了被督导者作为治疗师的自然发展。根据凯斯门特（Casement，1991），这种侵害"会误导学生，令他们学到错误的过程，直接从督导师那里借用其工作方

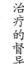

式，而不是发展他们自己的工作方式"（p. 25）。最终，治疗师会觉得自己的治疗工作被督导师占用了。

尽管在沙盘游戏疗法中有一些关键的信条，但关注督导的干预模式的督导师的首要工作就是帮助被督导者加强"干预的选择和技能"（Hawkins & Shohet，2000，p. 70）。要完成这一步骤，需要在大脑中进行头脑风暴，思考各种各样的可能选择，考虑每一种选择的潜在后果。督导师须鼓励治疗师调和与来访者之间的关系，以决定采纳何种选择。通过这种方式，可以帮助治疗师获得其"自己的在面谈期间自发地反思的能力"，以让其"内在的督导师开始有效运作"（Casement，1991，p. 32）。

模式三和模式四：治疗关系与治疗师的过程

根据霍金斯和索海特（Hawkins & Shohet，2000），在模式三中，"督导师聚焦于治疗师和来访者之间的意识层面和无意识层面的互动"（p. 75），而在模式四中，重点关注"治疗师的内在过程以及这些是怎样影响正在探索之中的治疗的"（p. 78）。我不认为这些在沙盘游戏督导的场域里可以截然分开，因为我们认为我们自己是在一个共同的场域里工作，在这一共同场域里，来访者和治疗师都受到这一关系的影响。此外，正是通过治疗师的内在过程，了解治疗关系以及治愈所需要的因素才是有可能的。

在上述领域，沙盘游戏督导师的任务是具有挑战性的，而这正是这一工作有趣之处。督导师一边倾听，一边探寻来访者的无意识以何种巧妙的方式来告知治疗师，而治疗师又是如何做出回应的。这一阶段要求督导师在个案被报告的过程中，与内心产生的隐喻、意象、直觉和情感，达成一种深度的内在调谐。必须重点关注的是治疗师的方法。他是急促地报告个案的吗？有没有表现出焦虑、犹豫、过分理智化、矫揉造作或反移情？这些行为有可能反映出接受督导的治疗师与来访者之间的关系。通过帮助治疗师获得自我觉察以及与来访者之间的调谐，督导师鼓励治疗师朝着前面提到的目标二前进：获得观察自己和他人的技能。

移情和反移情关系，布莱德威称之为"共同移情"（Bradway & Mc-Coard，1997，p. 8），总是会出现的。对于新手治疗师而言，把握复杂多变的治疗联盟是令人生畏的任务。他们通常没有做好准备去迎接他们必须与来访者共同经历的变化万千的情绪风霜。督导师的工作就是帮助接受督导的治疗师做好准备，迎接每一次面谈中变化多端的情感基调，可以是从希望转向绝望，从爱到恨，从安之若素到灰心丧气，等等。如果被督导者看到了"进步"，他们会更相信自己助人的能力，但是很少有新手治疗师能够把握任何过程的关键特征："他们不明白，与来访者待在一起，就是治疗核心、重要的事实。"但是待在一起，是指"病人明白他们可以与另外一个人在一起，而且当他们以本来面目出现时，也能受到尊重"（Shainberg，1985，pp. 171，172）。督导师的根本任务就是教会治疗师这一关键宗旨，同时教会他们怎么迎接反移情的浪潮的冲击，这样才能完成沙盘游戏治疗师的第三个目标：容纳他人的整合的能力。

接受督导的治疗师能够发展与内在过程的协调一致，就能促进上述任务的达成。沙盘游戏督导师通过鼓励"治疗师探索各种形式的反移情，以便拥有更大的空间来对病人做出**回应**，而不是对病人做出**过激的反应**"（Hawkins & Shohet，2000，p. 78），这有助于治疗师获得这样的协调一致。我曾经督导过一位沙盘游戏治疗师，她呈现的是一位成年女性个案的沙盘意象和素材，这些意象和个案素材很明显指向某一重大的早期创伤。而接受督导的治疗师回避询问有关来访者的童年期的问题，且假定她的童年是波澜不惊的。我很清楚地发现，来访者在沙盘中不断重复地展示一些主题，她最终需要治疗师帮助她来消化它们。当我与接受督导的治疗师探讨这一问题时，她说她在沙盘场景中没有看到任何创伤，但也承认她害怕受到来访者的影响。对于深入挖掘来访者的过去，她有些阻抗，因为她害怕挖掘出来的东西，超出了她们两人能够处理的范畴；但她不明白为什么会这样。更进一步的探讨揭示出反移情的问题，以及来访者如何引发了她自己的问题。由于这位治疗师压抑了她自己的素材，她也压抑了来访者的素材。幸运的是，这位被督导者有她自己的治疗师，可以处理这一重大问题。她对自己的这一领域做了工作之后，就能够在来访者需要的时候面对来访者，倾听她过去的深度创伤，而这些深度的伤痛需要用声音来传达，也需要被听到。

对于督导中的这一方面，有一些接受督导的治疗师会感觉惴惴不安，这也是人之常情。处理他们自己的内在被引发的情结，通常会带来焦虑。在这一过程中，督导师需给予治疗师协助，帮助他们"有足够的能力来应对来访者的影响，而不是以滥用的、受侵害的方式来受到来访者的影响"（Solomon，1997，p. 131）。督导师必须有能力识别，被督导者在情绪上是否被来访者的过程影响，导致督导与治疗变得联系过度紧密，危机重重。出现这些情况时，须要求被督导者与其治疗师进行沟通，处理其未解决的个人问题，这些个人问题会干扰其与来访者的关系。通过对其情结进行探索，被督导者能在沙盘游戏治疗师的第二大目标领域取得进步，获得更大的自我觉察。

结论

沙盘游戏督导师需要牢记的关键一点是，沙盘游戏的督导有着变化万千的细微差别，所有的线索都必须在督导过程中的某一时刻进行处理。由于这种形式的深度学习需要大量的时间和特别的信任，对被督导者而言，在很长一段时间内接受同一位督导师的督导是非常有价值的。督导师必须能够把接受督导的治疗师抱持在充满关爱的问询的神圣之境，这样治疗师才能感觉安全，去表达自己的模棱两可和自相矛盾，因为他们在努力地去理解那些确实难以理解的事物。被督导者会为督导师带来诱惑无穷的沙盘场景和故事，用于获得对来访者的象征过程的觉察。关键的一点是督导师必须处理治疗和治疗关系的方方面面，不管是反映在沙盘游戏的场景中的，还是超越了沙盘中能够明确的部分。

从深度的问询中得出的结论，就像上面所概述的那样，都是价值无穷的。它是"一种艺术的形式，巧妙地以平衡的方式把各种方法的整体结合起来"（Kalff，1993，p. 19）。温瑞布（Estelle Weinrib，2014）曾提到过这一整体性，她指出："一个视觉意象的具体表征，承载着病人和治疗师之间共享经验的即时性，而言语会冲淡这样的即时性。"（p. 89）督导师必须让言语慢慢地进入意象。必须创造一个丰沃的场域，能让象征性的理解得以成熟，并让治疗关系的方方面面都能得到探索。通过这样的方式，督导的环境才能为被督导者带来滋养，使他们成长为对沙盘游戏治疗中有可能出现的治愈拥有必要的理解力和尊重的治疗师。

参考文献

Bradway，K.，& McCoard，B.（1997）. *Sandplay：Silent workshop of the psyche*. London：Routledge.

Casement，P. J.（1991）. *Learning from the patient*. New York：Guilford Press.

Hawkins，P.，& Shohet，R.（2000）. *Supervision in the helping professions*. New York：Open University Press，McGraw-Hill Education.

Johnson，F. C.（1990）. In memoriam：Dora Kalff（1904－1990）. *Quadrant*，*XXIII*（1），103－113.

Jung，C. G.（1971）. *Psychological types：Vol. 6. The collected works of C. G. Jung*. Princeton，NJ：Princeton University Press.

Kalff，M.（1993）. Twenty points to be considered in the interpretation of a sandplay，*Journal of Sandplay Therapy*，II（2），17－35.

Reik，T.（1948）. *Listening with the third ear*. New York：Farrar，Straus.

Shainberg，D.（1985）. Teaching therapists how to be with their clients. In

第四章 沙盘游戏治疗督导师的复杂责任

J. Welwood (Ed.), *Awakening the heart* (*pp.* 163—175). Boston, MA: Shambala.

Solomon, H. M. (1997). The developmental school. In P. Young-Eisen-drath & T. Dawson (Eds.), *The Cambridge companion to Jung* (pp. 119—140). Cambridge: Cambridge University Press.

Weinrib, E. L. (2004). *The sandplay therapy process: Images of the self*. Cloverdale, CA: Temenos Press.

Winnicott, D. W. (1992). *Through paediatrics to psycho-analysis: Collected papers*. London: Brunner-Routledge.

沙盘游戏治疗的督导

第五章　沙盘游戏治疗的临床
督导合作模型

玛丽耶恩·格里菲思

沙盘游戏治疗的临床督导师是指那些接受过沙盘游戏治疗认证督导师所必需的教育经历的专业人士,他们在沙盘游戏治疗方面有着丰富的个人与专业经验。作为督导师,他们担任被督导者的导师,培养被督导者发挥他们的优势与资源的能力,为他们提供自由而受保护的沙盘游戏治疗学习环境。从根本上来说,督导的工作倾向于以荣格学派(1954)和卡尔夫学派(1980)理论取向为主,然而在实际工作中也会运用各种不同的理论方法。

临床督导的合作模型

我最感兴趣的临床督导模型是合作模型。福德姆(Fordham,1978)认为拥有一个模型,在整合来访者的素材时非常重要,而且这个模型必须与督导师的个人生活、培训、分析或与来访者一起工作的经验相关。总之,模型必须是督导师个人所拥有的。

从我作为一名心理咨询与婚姻家庭治疗硕士专业的教授兼督导师的经验来看,合作模型不同于被督导者体验过的人们所熟悉的等级的、二元的师生关系和学习过程。安德森(Anderson,1998)认为在这个模型中,有个人与集体的知识分享的过程。博尔丁(Bordin,1983)认为督导师与被督导者的合作是一种工作同盟关系。这种工作同盟关系是基于双方对督导的目标与任务的一致认同,并建立了一种牢固的关心、信任与尊重的联结。

根据荣格学派与沙盘游戏的相关文献的理论,关于合作过程的另一种观点是,英雄遇到了一位能与其分享知识与智慧的智者或引路人,带领其进行一段神话或原型之旅。科比特(Corbett,1955)认为神秘之旅的任务是在督导的过程中完成的,而其目标则是在督导结束的时候达成的。不仅被督导者体验了一次督导与被督导的过程,同时也见证了来访者在沙盘游戏治疗中的个人旅程。

我的合作模型有五个原则:

1. 与被督导者联结并在自由而受保护的空间中共同工作。

2. 重视每个被督导者的观点。
3. 告诉被督导者他们应该对自己的学习负责任。
4. 坚持认为关系和过程会自发地产生于体验本身而不是学习。
5. 在每次督导中都要坚持过程性的评估程序。

与被督导者联结并在自由而受保护的空间中共同工作

就像在沙盘游戏治疗中多拉·卡尔夫（1980）所说的那样，治疗师与督导师首先需要创建一个自由而受保护的空间。在这一空间当中，被督导者感受到充分的自由，被督导师接纳和保护，督导师必须了解被督导者面临的挑战以及所拥有的资源。与被督导者的首次联结应该友好、坦诚、互信。通常，被督导者根据之前在研究生学习阶段的督导经历，会对督导过程感到害怕，依赖心强，焦虑不已。与他们讨论一下他们过去的督导经历并向他们阐述合作督导模型会有助于他们减轻焦虑，并成为合作体验的共创者。讨论英雄的原型之旅与来访者的治疗过程之间的相似之处也会有所帮助，带来领悟。督导师帮助被督导者理解原型之旅的两个同时发生的过程：一是来访者与治疗师之间，二是治疗师/被督导者与督导师之间。

重视每个被督导者的观点

沙盘游戏治疗的督导

我个人发现，在每次个人督导或团体督导的过程中，尊重、鼓励并重视每个被督导者的观点很有裨益。通过创设一个不带任何评判的环境，支持所有人的投入，每个人都会感到更自如，更愿意披露他们个人独特的生活经历以及对象征或呈报的个案的理解。被督导者越是感到被接纳或被倾听，他们就越愿意分享信息。

督导师要善于利用并示范一些帮助性的干预技巧，如积极倾听技巧（专注地听、解释、归纳、情感反映、确认知觉、复述、澄清情感或思想等）、鼓励、赞同、强化、共情地回应、自我披露以及开放式提问等（Borders et al.，1991；Eagan，1998）。通过示范这些技巧，被督导者会渐渐熟悉并很轻松地将它们运用到与来访者的治疗过程中。

同时，将每一个人都当作一个个体来对待，顺其自然地、具有创造性地对待督导过程可能出现的情形。

被督导者要对自己的学习负责任

引导被督导者学习合作的过程，包括帮助他们为自己的学习负责任，能够认识、提炼并发展他们独特的能力。督导师在这个原型之旅中扮演的是引导者的角色，他们信任被督导者的知识水平、实践能力以及个人发展。督导师也可以设计一些问题来了解被督导者的学习程度，如：

"你对沙盘游戏场景的回应是怎样的？你会有怎样的感受？"

"当你看到这个场景时，你有什么想法？"

"当你看着沙盘被创建出来时，你觉得这个沙盘像什么？"

"关于这个沙盘游戏的过程，你做了哪些评论呢？"

"来访者在做这个沙盘时，什么情感被激活了？"

督导师在与被督导者工作时，不是一个高级别的治疗师或专家，而是一个能引导和帮助学习、分享知识与智慧的人。这种没有等级差异的角色认知使得被督导者可以毫无拘束地表达自己的观点，有助于整个督导过程的开展。

通常被督导者在督导过程的早期会表现出某种程度的依赖心理，不太愿意为自己的学习承担责任。这时，督导师应该不再给出答案或对象征的解释，而是帮助被督导者运用头脑风暴或其他解决问题的技巧去寻求最合理的答案或解释。例如，当沙盘场景中出现一个象征，而被督导者不解其意时，我会先问他："你认为这个象征可能与来访者的现实生活有什么关系？"接着问："来访者过去可能发生过什么事情，与这个象征相关？"然后，我会建议被督导者就这一特定的象征，根据自己的个人经历想出尽可能多的解释。最后的一步则是让被督导者选择一种或几种关于象征的解释，能最好地说明沙盘的场景。

关系和过程会自发地产生于体验本身

督导师要谨记，对于每一次的督导体验的结果，事先都不要有任何的预期。自由与开放有助于促进自发的学习。被督导者会根据自己独特的学习方式与风格来发展或改变。督导师必须了解个人差异与体验，允许改变顺其自然地产生。

坚持过程性的评估程序

作为督导师，在每次督导面谈过程中，我会对被督导者的知识以及是否在临床上和个人层面做好准备来整合理论与实践，进行持续的评估。

督导的目的是了解治疗师与来访者之间实际发生的情况，因为真正的理解会带来有效的、负责任的治疗行为。督导师需要确认被督导者是否跟上了他们的来访者的节奏。他们是否专注地倾听来访者的陈述，并了解他们自己的意象与身体的反应（Corbett，1955）？

在沙盘游戏督导面谈中我经常提到的问题如下：

1. 有没有创建一个自由而受保护的空间？
2. 来访者与治疗师之间的关系是否建立在信任的基础上，不带任何评判？
3. 被督导者能否根据沙盘场景识别来访者的内在资源？
4. 沙盘中是否表征了移情、反移情或共同移情的问题？
5. 沙盘中的象征语言是如何增进交流的？

      沙盘场景中什么样的象征暗示着阴影方面的素材？

      沙盘场景中什么样的象征暗示着原型？

      沙盘场景中可以看到什么与超越功能相关的象征？

      什么象征表征着治愈？

      什么象征表征着转化？

      什么是神秘体验？

      什么象征说明了"回家"或"归途"？

督导过程的机制

虽然沙盘游戏的督导通常会遵循一个有机的展开过程，但我还是发现在开始的时候制定一个运行机制会有所帮助。这些机制包括督导师与被督导者签订一份协议，列明工作目标、时间、费用、场地与程序，被督导者保留一份。

总体目标是学习如何在治疗过程中使用沙盘游戏。根据博尔丁（Bordin，1983），督导工作联盟的目标还包括以下各项：

- 掌握专门技能。
- 扩充对来访者的了解。
- 强化对过程事件的觉察，即了解治疗面谈的内容、方式、时间和地点等。
- 增强自我觉察，探索自己对临床过程的影响，让被督导者对自己有可能影响来访者的情感保持敏感性。
- 克服可能会影响学习的个人或智力方面的阻碍。
- 加深对概念与理论的理解。
- 维持服务的标准。
- 培养对伦理准则的觉察并遵守伦理规范。

沙盘游戏临床督导的方法

临床督导的方法包括个体督导（面对面或电话）与团体督导，以及运

沙盘游戏治疗的督导

用个案材料、照片、幻灯片等。

在个体督导中，临床督导师与被督导者一对一工作，如果双方生活在同一个城市，可以安排一周一次或两周一次；如果双方生活在不同的城市或州，则可以按月安排。个体督导中使用的主要方法是回顾个案的沙盘照片或幻灯片，有时候，被督导者会使用录像资料。在观看照片或幻灯片之前，督导师会请被督导者填写一张督导表，明确问题，了解家庭历史。

团体督导包括一位临床督导师与 2～6 位被督导者。我的督导团体会面的时间为至少 2 小时，每个被督导者要求先做 20～45 分钟的个案报告，接着进行讨论和反馈。方法包括照片、个案报告、幻灯片与录像带等。如果是通过电话进行督导，则须把照片与填好的督导表邮寄给督导师。

临床督导的过程

临床督导的过程与原型之旅类似，是一个连贯的过程。被督导者的旅程开始于对督导师或向导的寻找，从而帮助其完成督导过程。督导过程分为三个阶段：第一个阶段是督导师与被督导者之间建立关系；第二个阶段是致力于减少依赖性，增加自主性；第三个阶段是被督导者稳定成长。

第一阶段

在督导过程的每一阶段，被督导者（英雄）在专业成长过程中的任务都是扩展能力、知识与技能。在第一阶段，被督导者在呈报个案的时候可能会担心自己的能力或表现。他们可能会在依赖与自主之间挣扎，会问很多的问题，比如说会问以下问题：这个数字的意义是什么？我们怎么知道什么时候出现了治愈？共同移情意味着什么？督导师必须非常谨慎，不要像专家一样来回答。我通常会用一些与过程相关的问题（怎样、什么、何时、何人）去帮助被督导者相信自己，从自己的个人体验中找寻答案。朱迪斯·哈巴克（Judith Hubback, 1995）认为督导师应该赋予被督导者能力，促进其发展。**赋予能力**（enabling）包括给予力量、增进并帮助被督导者提高个人的分析能力；**促进发展**（facilitating）包括降低被督导者的焦虑，这种焦虑出现在被督导者提高对治疗的艺术、技艺及方法的理解的时候。

第二阶段

在督导过程的第二阶段，被督导者的依赖程度逐渐降低，自主性加强。可能会出现恐惧和焦虑与自信相交织的状况。在分享信息时他们可能会体验到更多的自由，对督导的过程表现出更浓厚的兴奋，并高度评价这种过程性的合作关系。他们会阅读与象征解释相关的书籍并进行研究，之后把象征方面的知识带入督导面谈当中。

第三阶段

在发展的最后阶段，被督导者更具有自我觉察和自信，更觉得自己是一位同行，他们渴望相互分享。这时，他们已经完成了成为一位合格的沙盘游戏治疗师的诸多任务。他们能够跟随来访者的节奏，治疗时间比之前延续得更长，能了解沙盘游戏治疗过程的动力模式以及每个发展阶段。他们能够认识到与来访者、督导师以及督导团体成员之间的移情与共同移情。他们学会了理解来访者与他们自身作为沙盘游戏治疗师之间发生的情况。

评估与结束

通常，临床督导过程的评估与结束出现在督导体验的最后阶段。然而，许多被督导者希望体验其他的沙盘游戏督导师，我鼓励他们这样做，以便获得更多的方法和视角。事实上，他们可以与另一位督导师完成督导过程。然而，如果他们与我完成这个过程，我们会在最后一次督导面谈中花至少 30 分钟的时间，运用原型之旅的象征，来总结和评估我们在督导中的合作努力。通常会问到的问题是："我们体验了什么？我们从督导过程中获得了什么？我们学到了什么新技能与方法？"我会请被督导者填写一张督导顾问评估表，我们一起回顾填好的评估表并做出深入的探讨。

结论

临床督导与神话和原型之旅的相似之处在于，我们每个人都在体验自己个人的生活道路。在沙盘游戏治疗过程中，当沙盘场景在创建的时候，被督导者就是来访者的旅程的见证者。被督导者觉察到几个月来的沙盘游戏治疗过程中出现在沙盘中的发展变化，也觉察到他们和来访者之间的关系的发展。在临床督导的最后一次面谈中，被督导者需要讨论他们在个体或团体督导中所经历的原型的督导之旅，并阐述他们对督导合作过程的见解。

参考文献

Anderson, H. (1998). Collaborative learning communities. In S. Mc-

Namee & K. J. Gergen (Eds.), *Relational responsibility: Sources for sustainable dialogue* (pp. 65-70). Thousand Oaks. CA: Sage.

Borders, L. D., Bernard, J. M., Dye, H. A., Fong, M. L., Henderson, P,, & Nance, D. W. (1991). Curriculum guide for training counseling supervisors: Rationale, development, and implementation, *Counselor Education and Supervision*, *31*, 61-78.

Bordin, E. S. (1983). A working alliance based model of supervision, *The Counseling Psychologist*, *11*, 35-42.

Corbett, L. (1995). Supervision and mentor archetype. In P. Kugler (Ed.), *Jungian perspectives on clinical supervision* (pp. 96-98). Einsiedeln, Switzerland: Daimaon.

Eagan, G. (1998). *The skilled helper*. Pacific Grove, CA: Brooks/Cole.

Fordham, M. (1978). *Jungian psychotherapy: A study in analytical psychology*. Chichester: Wiley.

Hubback, J. (1995). Styles of supervision. In P. Kugler (Ed.), *Jungian perspectives on clinical supervision*. Einsiedeln, Switzerland: Daimon.

Jung, C. G. (1954). *The practice of psychotherapy. Vol. 16. The collected works of C. G. Jung*, R. F. C. Hull, trans. Princeton, NJ: Princeton University Press.

Kalff, D. (1980). *Sandplay: A psychotherapeutic approach to the psyche*. Boston, MA: Sigo Press.

第五章 沙盘游戏治疗的临床督导合作模型

第六章　绘制沙盘游戏过程的循环图

贝蒂·杰克逊

我在 20 世纪 90 年代初期首次开始督导沙盘游戏受训者时，我发现大多数人在这个阶段已经相当好地掌握了个人沙盘的意义。按照惯例，他们要将对象征的正确理解、对沙具的意义及其位置摆放之间关系的认知带入督导过程。除了偶尔对受训者扩充解释他们不太熟悉的沙具之外，作为督导师，在理解个体的沙盘时，我更多地倾向于肯定而不是谆谆教导。

我发现受训者最需要督导方面的指导的时候是在领会和欣赏沙盘过程作为一个整体在运动和展开的时候。我发现他们对于沙盘游戏过程的每个阶段，需要更多的指导、阐释与澄清。虽然大多数受训者都精于理解某一特定沙盘的视觉意象的象征意义，但是他们对该沙盘在来访者的整体架构的故事中处于哪一阶段的理解仍然比较模糊，对过程的演变也不是很清晰。受训者需要的是了解沙盘的进展与整个结构具有意义上的关联性。这对于理解以下几个方面的问题至关重要：一是过程是否在往前推进；二是是否出现了退行；三是是否被打扰；四是是否会提前终止治疗。

冒着对沙盘游戏的自然有序流动形成先入为主之见的风险，为了让受训者更好地理解沙盘游戏的过程，我设计了一个概念地图，归纳了沙盘游戏过程的几个步骤，类似于英雄的原型之旅。尤其是，我从坎贝尔（Joseph Cambell，1949）的《千面英雄》（*The Hero with a Thousand Faces*）中得到启示。当我第一次读到这本书时，已经有至少十年的沙盘游戏实践经验，我体验到了一种直接而深远的认同感。一页页往后看，在坎贝尔描述与英雄在神话与传说故事中的旅程的阶段相关的意象或象征类型时，我意识到在我与来访者的沙盘游戏工作中，一次次真真切切地看到了他所描述的景象。对我而言，坎贝尔对原型之旅的阶段的描述（见图 6 - 1）是有启发意义的。他清晰地描绘了与沙盘游戏过程的阶段相对应的主题、母题与象征，使我产生了一种很清晰的、异常准确的共鸣，尤其是因为这些阶段并不是以完美的直线形式展开的，而是有着丰富的色彩、质地与重量的迂回的连接线。

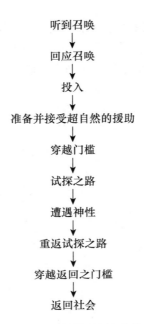

听到召唤
↓
回应召唤
↓
投入
↓
准备并接受超自然的援助
↓
穿越门槛
↓
试探之路
↓
遭遇神性
↓
重返试探之路
↓
穿越返回之门槛
↓
返回社会

图 6-1　原型之旅的阶段

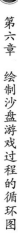

　　普通的旅程与原型之旅的根本区别在于意图与目的。前者的目的可能是社会性、娱乐性或教育性的，而后者的目的则在于转化。原型之旅带着男/女主人公经历心理和精神的死亡与重生的重重困难，在这过程中，可能会充满一系列外来的冒险、对抗、发现或成就。从本质上说，无论从内部还是外部看，这都是一次严肃的、充满挑战的长途冒险之旅，既是为了个人的利益，也是为了更广泛的社会的利益。

　　把这些过程用循环的模板图示来构想，有助于更准确地反映沙盘游戏的过程，这是一个持续进行当中的循环运动，而不是一次性的、固定的、线性的进程。这个类似于螺旋状旋转的持续不断循环运动的过程，相当于持续一生的自性化的工作，是无意识变得意识化的过程。

　　此外，循环的模板图示还暗示过程中的"上"阶段与"下"阶段，与对深度心理学的理解有必要下沉到无意识当中相一致——英雄"探寻"未知的、未经探索的领域的原型模式。这与季节的轮回中的能量运动也是一致的：在秋冬季节内收、向下发展，而在春夏两季则向上向外生长，顺应太阳的光和热的消长。

　　循环的模板图示（见图 6-2）的另一个优点是它很直观地反映了一个事实，即沙盘游戏的过程大体发生这个循环的下半部分。通常情况下，大多数人进入治疗或开始沙盘游戏，是在他们的心灵被推向无意识或由于创伤、丧失而突然陷入无意识之时。这个循环的下部或朝向内在的阶段可以比喻为进入迷宫、穿越迷宫并返回的经历。一般情况下，在经历了心理上的死亡与重生后被拉回到意识状态时，人们往往会开始讨论结束治疗的问题了。因此，只有在循环下半部分的深层领域，最强大的、转化性的事件才会发生，也会通过沙盘游戏映射出来。

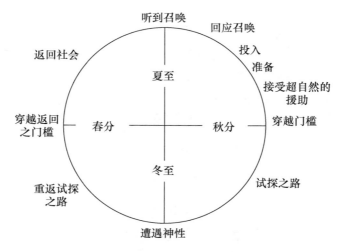

图 6-2　原型之旅的循环阶段

回顾沙盘游戏过程的周期

听到召唤

心理学意义上的"听到召唤"指的是觉察到有事情要发生的时刻。一个想法、动念或冲动，往往与某种能抓住我们的注意力、需要我们去考虑的新事物——与常规相背离的事物——相关。这种召唤通常（但不是必须）与痛苦、丧失或不适有关，其外部特征可能是模糊的或清晰的，也可能介于两者之间，但是毫无疑问的一点是确实被牵引到某种事物上去了。

就沙盘游戏过程而言，听到召唤通常表现为意识到需要寻求治疗，或一旦在治疗当中，则表现为需要采用不同的方法。也许个体感觉传统的谈话治疗已经没什么效果了。不管怎样，心灵已经感受到了运用沙子和沙具进行沙盘游戏治疗的召唤。

回应召唤

听到召唤后，个体面临着是否要回应的问题。决定是否行动是下一步的事情——可能是一个欣然接受、明确指示的任务，也可能是有点想逃避或遭遇阻抗的任务。我记得有一次一个治疗师来见我，她清楚表明她打算体验一次沙盘游戏的过程，作为培训的第一步。尽管她这样说，但是一次次的面谈当中，她只是坐在那儿谈话，房间里放在对面的沙盘根本就没有去碰过。

我发现了这个模式，以及她的声音中与身体上越来越明显的紧张感，但是我没有告诉她。终于，在一次面谈中，她大声哭了起来："我不知道我什么时候能走到那边去。我害怕！"我们一起坐在那里，看着那个空空的沙盘，盯着沙盘与我们之间的距离。似乎那个空空的、未被触碰过的沙盘是第一幅画。对她来说，就像许多在最初的与母亲的关系中受过伤害的人一样，触碰沙子是很可怕的事情。从象征的层面来说，触碰和移动沙子就是触碰土的元素，就像"大地母亲"（Mother Earth）中所代表的，是母亲最典型的象征。如果一个人带着一些关于其个体的母亲的未解开的难题，触碰沙子就可能具有威胁性。我的来访者最后说出了她的尴尬处境（也产生了第一次积极的移情），缓解了她的紧张情绪，因此在接下来的一次面谈中，她开始主动地做沙盘游戏了。

不管一个人是从容接受还是阻抗挣扎，回应召唤都意味着走出第一步，创造一个意象。创建的第一幅或一系列的沙盘画面，被称作"初始沙盘"（Friedman & Mitchell, 2005），从中可以获得关于个体面临的问题和挑战，及对其资源与优势的洞察。有时候，初始沙盘可以作为一种预后的指标，能够表明个体需要什么，才能进入无意识当中。

投入

在我作为临床工作者和沙盘游戏治疗师的职业生涯的早期，我需要学习的一件事情（后来我又传授给被督导者）就是检测我是否热衷于让来访者拥抱沙盘游戏。与此相反，我还必须学会保持完全中立的态度，为来访者提供一个真正自由的空间，不受任何渴望、希望或我自己的工作日程安排的影响，来让他们做沙盘游戏。我需要学习尊重阻抗，承认对于某些特定个体而言，投入深度的体验过程中并不是明智的，并且对某些太脆弱的自我来说，有时候是不安全的。

我还记得另一个案例，一位专业人士来见我，表明希望进行沙盘游戏培训的意图，也明白需要完成一个沙盘游戏过程的要求。在她的第一个沙盘中，她在沙盘中心的位置放置了一组人物，代表她的家人，所有的人几乎都被埋在干沙中。靠近左边的角落，面朝外的，是三只"非礼勿视、非礼勿听、非礼勿言"的猴子。如果这三只猴子的沙具放得更近一些，朝向被埋着的那一群人，它可能会显示某种阻抗，是可以做工作的；但是在这种情形下，她明确地表示她不能面对这些素材；不能看，不能听，也不能说。事实上，她没有再来。与其把决定不进行治疗看作一种失败，还不如把它理解为心灵的直觉，即承认如果继续的话将会导致难以承受或陷入危险的境地。在这个节点上，自我往往需要增强力量。

如果个体拥有"足够强大的"自我，能够深深投入沙盘游戏过程的证据往往通过双手来反映。由于我们用双手来与他人接触、来工作，在沙盘游戏过程中的投入阶段，心理工作的深度也可以通过双手与沙子的接触与投入程度来反映。一般来说，手与沙子的接触——触碰、压模、塑形、挖掘、雕刻，特别是在潮湿的沙子中——反映出开始并投入沙盘游戏的过程之中。

在这些阶段中，来访者有时候会把自己的手印的意象留在沙中。似乎他们在这样表述："我真的在这里……我在这里的工作将留下不会磨灭的印象。"

准备并接受超自然的援助

旅程的准备需要做很多事情。就深度心理学而言，治疗关系中的信任非常关键。在我的专业工作中，我发现为了让来访者深入有意义的、富有成果的无意识状态，确保积极的、支持性的移情是绝对必要的。

沙盘游戏过程中，当个体即将沉入无意识的状态时，通常会出现移情的象征。在我的从业经历中，最常被使用的象征有《绿野仙踪》中的善良女巫格伦达（Glenda）、天使或女神人物。她们往往被放置在一个突出的位置：如放在座基或板子的顶部、沙盘的边缘，甚至用一根从天花板上垂下的绳子悬挂在沙盘上——表现认真守护的一些摆放方式。与这些象征相关的还有一些特别的珠宝、水晶或石头等，来访者认为它们具有护身符或辟邪物的特性。

穿越门槛

在沙盘游戏过程中的这一阶段，通常有一些事物确实在发生变化的感觉，来访者往往通过摆放一些注明界线、从一个领域移到另一个领域的沙具来表现这种变化。最常见的方式就是在沙盘中更多地使用水或水的代表物。来访者可能会从使用干的沙盘转换到使用湿沙盘，甚至创建一些越来越大的水池或水域。在这个阶段还经常出现进入水中的象征，比如通过游泳者、潜水员、渔民或坐在小船里的人物角色来表现。

这个阶段还有一个常见的现象是摆放一些表征出口的沙具，如门口、窗户、拱门或大门等。下沉的感觉通过象征进入大地的意象来体现，如岩洞的出口、地面的洞口等。这些出口有时有一些原型人物守护,他们通常与保护和守望相关,或者是通往地下世界的向导。有时这些出口又显得是缺乏保护的,是脆弱的,表明是坠入水中或土地中。对儿童而言,进入无意识的通道往往是通过被怪兽吞噬或在嘴里被吃掉来表现的。

另一个通常与穿越门槛相关的有趣象征是向内旋转的螺旋形,或者作为象征摆放在沙盘里,或者是画在沙子里。相关的沙具是迷宫,表现走向中心的曲折循环的移动。不管特定的意象是怎么样的,表达穿越门槛的一致的线索或主题的意象,都是从已知的、熟悉的领域进入另一个不那么清晰的、隐藏的、未知的领域。

试探之路

深入无意识不可避免地会遇到坎贝尔所说的"试探之路"。这段过程往往充满艰辛、挫折与痛苦。这是走近创伤的时候,会体验到真正的工作与挣扎。从心理学的意义上说,在这一阶段会出现很多关键性的发展。否认与防御性的结构被打破,开始遭遇阴影的素材,情结得以揭示。

在沙盘游戏中,人们经常会创建一些与运动的主题相关的意象。流动的运动或能量通常通过道路、小径或河流的意象来表现,而被阻或受挫的运动则通过摆放一些障碍物、栅栏或墙壁等来表示。混乱、无序、冲突成为主导性的主题,因为旧有的熟悉的形式或方式开始瓦解。结果就是表达脆弱性、黑暗、破坏以及绝望的意象往往都在这个阶段出现,让人想起帕西法尔(Parsifal,亚瑟王传奇中寻找圣杯的英雄)穿越荒芜干旱之地的旅程。

这个阶段经常出现的另一个通过意象表现的主题反映出对立面的张力。当复杂的情结被识别,对立的冲动或情感之间的张力就能够被觉察到。矛盾、犹豫不决或受阻的感受,以及内在分裂的感觉,通常通过视觉表现出来。我记得有个来访者,她在童年时期备受其边缘型人格障碍的母亲经常出其不意的暴怒的伤害。作为一个年轻人,她陷入两种情绪中,一方面希望通过同情和理解安抚她的母亲,另一方面,又为她自己遭到如此不公平的对待而要表达自己的愤怒。在她的沙盘场景中,她一次又一次地把具有慈悲之心的佛教观音菩萨和具有破坏性的印度教女神迦利(Kali)摆在相对峙的位置。

在沙盘游戏的过程中,试探之路这一阶段充满着考验,会持续很长的时间,对来访者和治疗师而言,都将承受这一阶段出现的能量之厚重与强度。经常有来访者在这个阶段陷入绝望,或者在经历一次次的考验、冲突或挫折之后发泄他们的愤怒与沮丧的情感。似乎这种状况会永远持续下去，他们反复用沙盘画面表达他们的挣扎。然而，正如隆冬的能量在冬至日终于趋向阳光一样，成功的沙盘游戏过程也会遇到转折点。有时候是逐渐地，有时候是突然地，黑暗的、厚重的能量消失了，不同的情况出现了。它可能由任何事物来表达：一支蜡烛、一块宝石、一个鸡蛋、一点绿色。我们认识它不是因为某些特定的沙具就代表着变化，而是因为它是新出现的事物，是之前没有见过的，是带有积极的感觉和希望的事物。

遭遇神性

遭遇神性的原型体验，从心理分析的视角来看，是指自性的汇聚（constellation of the Self），是达到一种真实生活所需要的完整性的深层次的里程碑。一旦与神性相遇，神秘力量以可以触碰的方式呈现，使得这种体验奇妙无比。虽然说在意象上逐渐增加与趋中（centering）相关的元素——如圆形的物体、圆形的布局、关注对称等——可能会预示着沙盘中自性的汇聚，但是根据我的经验，它通常都是伴随着神奇与惊喜而产生的。我把它比喻为到达一个迷宫的中央，看不到前面太远的地方，不知道该到哪儿转弯，好像离中心越来越远，然后，突然间，转过角，找到了。

与自性相遇是一种神圣的真正恢复的体验。它是返回到我们原初的创造之源，回归到我们神性的根本。它是一种真正的重新联结，伴随着敬畏感与神秘感。让我感到神奇的是这种神秘的体验每个人都会经历：那些很小的孩子、那些来自非宗教信仰的家庭或从没进过教堂的孩子、那些从来不懂得也没听说过类似"神圣""圣灵""曼荼罗"等概念的孩子，然而，他们都能很神奇地体验到自发的同时也是认真构造的自性的意象。

沙盘游戏的特别之处在于自性的体验是如何清晰且直观地用视觉化的方式自发表达的。典型的情况是，沙盘中自性的意象都是有意地呈对称状、圆形或类似曼荼罗的构型，具有强烈的美感和艺术感，通常包含一些宗教人物、点燃的蜡烛，以及诸如珠宝、水晶、打磨好的石头等珍贵的物品。

诞生，特别是圣婴的诞生，是这个阶段另一个常见的主题，它重点刻画了沙盘游戏治疗的过程中这一阶段的矛盾的脆弱性（paradoxical vulnerability）。《自性的意象》（*Images of the Self*，1983）一书的作者、荣格心理分析师温瑞布（Estelle Weinrib，1990），把沙盘游戏治疗这一阶段取得的成果类比为人类的诞生，此时庆祝的能量与感觉高涨。然而，正如新生婴儿不能自我生存，还需要依靠仔细的、不断的照料，这个刚刚恢复的与自性的联结也是如此。我发现这是沙盘游戏治疗中最容易引起误会、真相遭到阻抗的地方：反映自性的汇聚的阶段，虽然说像是达到了一个终极的成就，达到巅峰或最终目标，但其实只是沙盘游戏治疗过程中的一个中间点，而不是终点。

从心理学上说，这个节点的脆弱性表现在自我会索取这一阶段取得的成果并吸收它，因此生根、发芽的是自我的膨胀，而不是完整性。这样的脆弱性不仅是针对来访者而言，而且还会延伸给治疗师，他们通常会过分认同原型导师的角色，认为自己必须为来访者的发展"负责"。在这一时刻，有时候必须处理提前终止治疗关系的问题，矛盾之处在于，这一阶段是与神性相遇，体验自性的汇聚的阶段，是同时体验欢乐的庆祝与令人警醒的小心翼翼的时期。

重返试探之路

充满考验的重返试探之路，通常有点像之前所遭遇的那样，失去了向前的冲劲——充满挫折感的、令人伤心的退行。可以理解，人们存在一种天真的想法，即与自性汇聚相关的兴奋与平和的感觉会永远维持，但是这个希望既不现实，也没有好处。通过努力争取到宝藏后，原型的男女英雄往往会遇到更多的考验，还有更多的事情要去完成。不同的是，在遭遇神性之后，这些考验会以一种全新的、建设性的方式去面对，去克服。从心理学的意义上说，这个阶段出现的变化反映了以自性的方式来生活，并激发自性与以断裂的、受伤的自我的方式来生活与行动之间的区别。

当个人的自我能避免膨胀，而植根于最新恢复的自性之上时，就有可能会产生多拉·卡尔夫（1988）所说的"自我的相对化"（relativization of the ego），这是一种重要的成长与变化。在沙盘游戏过程的这个阶段一个经常被关注到的发展是能够更有效地处理情结。尽管在之前的试探之路上，会遭遇情结，并逐渐进入我们的意识觉察之中，然而是在这一稍后的重返试探之路的阶段，对情结的有效工作才开始发生。

在重返试探之路这一阶段，经常会看到的第二个相关的发展是对立面的和谐，其典型的象征是摆放桥梁、新婚夫妇或者其他重要的成双成对的物体。前面提到过的年轻女士将观音和迦利放在相对峙的位置，然而在她的沙盘游戏的这一阶段，她让她们肩并肩坐着，互相支持。她仍然在处理她的边缘型人格的母亲的问题，但是她已经有能力整合两种能量，也能够辨别哪种力量更具有建设性，能够运用它们来处理特定的问题。

穿越返回之门槛

正如之前穿越门槛的阶段与下降、朝内及朝下的运动相关，穿越返回之门槛的阶段则与上升、向上以及从深层的无意识工作中出来相关。许多来访者在这个阶段都会创建一种反映经过艰苦努力之后获得自由的意象。通常通过使用像鹰、带翅膀的女神、飞机或小船等沙具表现向前进、起飞或起航的能力。在我的从业经历中，我见过的用来表示到达穿越返回之门槛这一阶段的最明显的沙具是舞者或芭蕾舞女演员。作为表演者，这些沙具象征性地表达了从内在到外在、从私密到公开、从训练到表现与服务的成就。

在循环周期的这个时间点上，大多数的来访者可以提出终止治疗过程，他们获得了足够的信心，认为自己已安全渡过了深度工作的考验，他们恢复了与自性的联结，而努力获得的意识已经生根了。经常听到来访者在这个阶段要求终止治疗过程，或者减少治疗次数，是可以离巢的时候了。

返回社会

多拉·卡尔夫（1988）反复强调在经过一段时间的深度治疗后返回日常生活的重要性——不光是回到个人的日常生活，也要回到正常的关系网络中，回到家庭、朋友圈，或者社会，每个人都是社会的一分子。在神话故事或童话中我们经常看到男女主角带着智慧的宝藏回家，贡献给社会，给国王或王后，登上一定的领导地位，强调工作最后的受益者不是自己而是他人。

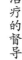

回顾我曾经有幸见证过的成人来访者的工作，以及在我的督导过程中与我分享过的案例，每一例都是在经过完整的沙盘游戏治疗过程后取得了实实在在的进步，并乐于与他人分享他们的收获。这种分享包括很多方面，如在简单的日常生活中对自己的孩子或配偶多一份爱心与理解，为那些需要帮助的人提供服务，为他人贡献自己的才智，等等。不管这种分享的具体性质是什么，其一致的主题是关系。不管表达的是什么——无论是在原型之旅的不同阶段运动，在自性化的道路上不断前行，还是完成沙盘游戏的过程——完成整个深度工作的循环周期能使个人与社会建立起更真实、更有意义的关系，不管是大或小，亲密关系或社会关系。

奇怪的是在沙盘游戏治疗的实践中，反映回归到日常生活的沙盘图片很少在成人来访者的工作中看到。这不是因为成人没有把他们所学到的运用到日常生活中，而是因为他们倾向于在治疗关系终止后才在生活当中**体验**（live into）这个回归社会的阶段。这个阶段最明显的是在针对儿童的工作中，他们被允许以一种自然的、有组织的方式来玩沙盘游戏。许多儿童通过创作日常生活中一些令人触动的沙盘场景，如城镇、农场或家等，来终止其沙盘游戏的过程。

结论

在描述整个周期的时候，我试图把沙盘游戏过程的流程传达出来，特意把它界定为一个循环，而不是有尽头的一系列步骤，用来表示一种连贯的运动。从这个意义上说，沙盘游戏过程是一个持续的过程，一个完整的过程只是意味着完成一个周期。这不是什么微不足道的成就，事实上，它是一个意义重大的印痕，就像花园里首次种植的多年生植物，一旦完成了第一个季节的轮回，就会一年一年地生长。在实践中，就像是一种知识或觉察的萌发，并促进不断的成长。

在本章开头，我提到过注意防止对沙盘游戏的自然流程产生先入为主的观念。我经常引用的一句话来自在旧金山写的《一个女人的犹太剧场》（*The One Woman Jewish Theater Company*），如下：

> 没有什么有趣的或重要的事情是以直线形式发展的。事实上，那是通往错误最快的途径。不要假装知道你要去哪里。因为如果你知道你要去哪里，即意味着你到过那里，你最终会回到起点。

然而，我还是准备分享一下我认为一个完整的沙盘游戏过程应该怎么走、走向哪里，以及这个过程会是什么样子。我没有把它描绘成一条直线，而是一个圆满的循环。但是在实际生活中，永远不会这么整洁清晰，我在绘制这个概念性地图的时候，也不是希望它一定或应该这样。相反，我是吸取了阿里阿德涅之线（Ariadne's thread）的原则，她把亚麻线球给忒修斯（Theseus），让他在迷宫里曲曲折折、反反复复摸索前进的时候能解开线球并返回。我所提供的是作为原型模式的线，是个人在沙盘游戏的过程中可能会走的一条复杂、曲折的道路的背后，可以追溯到的模式。我的希望是，正如地图可以作为一个人掌握方向的有用的工具，这个模型也可以帮助人们穿越陌生而奇特的无意识领域，最终达到安全的目的地。

参考文献

Campbell，J. (1949). *The hero with a thousand faces*. Princeton，NJ：Princeton University Press.

Friedman，H.，& Mitchell，R. R. (2005，July). Initial trays in sandplay. Jung on The Hudson：The wonder and mystery of sandplay. N. Y. Center for Jungian studies，Rhinebeck，NY.

Kalff, D. (1988, July—August). Sandplay in Switzerland: Intensive train-
ing. Zolliken, Switzerland.

Weinrib, E. (1983). *Images of the self: The sandplay therapy process.*
Boston, MA: Sigo Press.

Weinrib, E. (1990, May). Sandplay and Jungian theory. Workshop pres-
ented Colorado Sandplay Therapy Association, Boulder, CO.

沙盘游戏治疗的督导

第三部分

直面督导中的特殊挑战

第七章　沙盘游戏治疗督导的伦理困境

格列琴·赫格曼

《美国英语语言遗产辞典》（*American Heritage Dictionary of English Language*，2000）对界限（boundary）的定义是"确定边界或限制的事物"。作为当代的临床治疗师，我们时时都觉察到界限的存在。我们的生活中充满了诸如此类的词汇，如"双重或多重关系""违反界限""不合理的自我袒露""界限模糊""伦理行为""行为标准""利益冲突"等等。

在大家都对违反界限如此在意的时候，治疗师如何维持与来访者之间坦诚、互信的关系呢？怎样维护一个安全的容器？

我经常收到一些邮件，介绍提供聚焦于界限领域的课程。高度的自省正在变成一种规范。临床治疗师必须时刻保持警惕。我们可能会变得偏执，在这种环境下，"自由而受保护的空间"会发生怎样的变化？

沙盘游戏治疗的世界很小。2006 年全世界有将近 200 位临床治疗师获得国际沙盘游戏治疗学会（ISST）的认证，其中美国占了 100 人。除了几个主要大城市（即洛杉矶、纽约、旧金山、明尼阿波利斯、西雅图），在美国大多数地方只有一位通过认证的 ISST 成员，可以做个人的沙盘游戏工作或督导。正是由于这种稀缺性，双重身份很普遍，这些成员可能会兼任几项工作。最初，一个认证的成员可能会提供沙盘游戏的个人体验，然后又被请去做沙盘游戏个案的督导。

心理治疗的历史中有许多双重及多重关系的例子。这种界限重叠的部分原因是心理治疗与心理分析仅仅只有 100 年的历史，而这些创立者都是没有现成的案例可循的先驱者。ISST 的许多创始人和资深沙盘游戏治疗师都与他们的学生和被督导者有着多重关系。比如说，他们刚开始可能是一位治疗师，后来变成个案的督导顾问，之后又可能会成为同一个沙盘游戏理事会或委员会的同事。同时，还有许多社会问题也可能需要他们的指导。

接受沙盘游戏培训的成本一直是大家持续关注的问题。荣格学派和沙盘游戏的传统之一就是不远千里跟随某一位老师学习。卡尔夫和荣格一样，其学生和接受分析者都来自世界各地。其中许多人，比如将沙盘游戏介绍到日本的河合隼雄教授，还把他的学生送到瑞士去学习。鼓励受训者外出是为了让他们接触各种各样的沙盘游戏治疗师。从实践的层面看，这种旅行的需要对大多数人并不适用。在公共领域工作的治疗师收入低得可怜。许多临床治疗师根本无法投入大量的时间、精力和金钱来旅行并接受培训。很不幸，这些情况又证实了人们所说的沙盘游戏是精英事业，"只适合有钱人"。

整个心理学行业，包括沙盘游戏以及分析心理学，在刚起步时有多么"不专业"，认识到这一段历史以及这一点，非常重要。对于我们这些在诊所、大学、医院或通过公开讲座及会议等学习沙盘游戏的人而言，轻松应对多重关系，我们还有很长的路要走。

当 ISST 的成员们模仿我们的先驱开疆拓土时，界限之困境就出现了。这时很少或几乎没有治疗师可以与之互动。当人们先是想要作为来访者，然后作为从业人员学习沙盘游戏时，界限的问题就会产生。在一个小型的心理学圈子里，治疗师即使再内向也不可能隐姓埋名。

我很想知道在沙盘游戏当中是如何处理界限以及双重关系的问题的，于是饶有兴趣地阅读了美国沙盘游戏治疗师协会（STA）的《伦理准则》(*Code of Ethics*，1993)。然后，让我放心的是，这些问题在文件中都有详细的阐述。比如说，在"A 部分，原则 I（b）.沙盘游戏治疗师的责任（A.3）"中规定："作为从业人员，沙盘游戏治疗师要小心谨慎、要有责任心，因为他们的意见与职业行为会影响他人的生活。沙盘游戏治疗师应避免出现可能会导致他们滥用其影响的个人的、社会的以及经济方面的问题与压力。"（p.1）"A 部分，原则 I（c）"继续指出：

> 在某些情况下，STA 的成员在培训沙盘游戏治疗师时，会承担双重的角色，如果要求每一位候选人的个人心理治疗过程都由 STA 的成员来进行，而个案督导也是由同一位成员来完成的话。必须对维护好候选人的个人心理治疗过程与督导及培训之间的界限予以特别的重视。在这样的特殊情形下，沙盘游戏治疗师要避免干扰其双重职能的利益冲突。（p.1）

在与一位荣格心理分析师同行讨论关于双重角色的问题时，我了解到在他们的心理分析流派当中，这个问题也是有很多争议的。当前的想法是要三到五年才能解决或尽可能解决移情–反移情的问题。"A 部分，原则 V"关于保密的规定涉及双重关系的问题："能够确定其身份的来访者的案例资料不得在案例学术会或专业会议上讨论，但是可以限于在督导关系中使用。"（p.5）

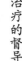

目前占主导的观点是来访者必须签订一份同意让自己的资料公开的协议，并且有权知道资料使用的地点与场合。

"A 部分，原则Ⅵ(b). 来访者的权利"规定：

> 沙盘游戏治疗师了解来访者的需求，以及他们对来访者的影响力，因此必须尽最大可能避免双重关系，比如在对待可能会影响他们的专业判断的亲友关系等方面。在遇到来访者又是学生或被督导者时要尤其谨慎。如果可能，像沙盘游戏治疗师与督导师这样可能会增加利用风险的双重关系还是应该要避免。（p. 6）

最让人安慰的是这些原则都强调和认可了在某些情形下双重关系是不可避免的。来访者的利益是首要的，但是双重关系也得到了认可。

要成为一个合格的沙盘游戏治疗师，必须具有高级的专业学位。STA 列举的专业包括社会工作、临床心理学、心理咨询、精神病学、婚姻与家庭治疗、艺术治疗、教牧咨询等等。

每一个专业组织都有自己的伦理规范，作为州立执业者，治疗师必须遵守各州与伦理相关的法律法规。通常情况下，沙盘游戏治疗师要维护三种伦理准则：州的法规、专业学会的伦理准则以及 STA 的伦理准则，这三者有可能互相矛盾。

由于沙盘游戏治疗师必须遵守几个伦理准则，我很好奇其中两个最大的专业协会的伦理准则——心理咨询与社会工作——对双重关系是如何评价的。

美国心理咨询协会（ACA）《伦理准则》（2005）说得很透彻，也涉及了沙盘游戏治疗师需关注的问题。它的一些指导方针都是最新的，清晰而谨慎，体现了我们所生活的法制文化。心理咨询师在与其来访者的关系有任何变化的时候都要求有书面文档记载。例如，"A. 5. e. 专业关系的角色变更"规定：

> 当咨询师的角色从最初或最近约定的关系发生了变化时，他必须征得来访者的知情同意且告知来访者他有权拒绝接受与这种改变相关的服务。角色变更可能包括以下几种情形：
>
> 1. 从个人咨询变成家庭咨询，或者反之亦然；
> 2. 从非法律的评价角色变成治疗师的角色，或者反之亦然；
> 3. 从咨询师的角色变成研究者的角色（即把来访者作为研究对象），或者反之亦然；
> 4. 从咨询师的角色变成一个调解人的角色，或者反之亦然。（p. 5）

"A. 6. 来访者告知"中继续指出知情同意的条款："必须告知来访者心理咨询师的角色变化可能带来的预期影响（如经济、法律、个人或治疗方面的后果）。"（p. 5）

根据 ACA《伦理准则》，来访者的信息与记录资料必须保密，除非来访者授权许可记录其面谈过程，并允许治疗师和其他人，如督导师或同辈讨论其素材。由于沙盘游戏督导要求提供个案资料，包括沙盘游戏的照片和幻灯片等，所以与这个部分（B. 6. a–c）密切相关。

尽管有些临床治疗师在他们的个人披露声明中说他们会向其他的专业人士寻求专业咨询，但是有些人并没有告知来访者，他们在接受培训时使用了来访者的资料。

有些临床治疗师在公共场合使用资料时会征求来访者的同意，而有些人并没有这样做。以下用两个例子证明如果没有征得同意，可能会发生的问题：

> 一位有名的分析师参加由她的沙盘游戏治疗师所做的公开讲演，发现她的沙盘被公开展示出来。她的治疗师并没有征得她的许可，而展示的信息非常清晰，足以让在场的许多人都知道她的身份。她感到十分恐惧，对她的治疗师的尊重也消失殆尽。

> 在一次小型的针对使用沙盘游戏的治疗师的本地培训中，一个个案被呈报。报告个案的人提供了关于其来访者的非常清晰的信息（嫁给了一位男性著名人士），结果很多人都认出了这个来访者。在场的很多人都感到很尴尬，要求她终止报告个案。

这两个例子有点极端，但很好地说明了在没有征得同意的前提下公开分享案例的严重后果。

ACA《伦理准则》F. 3. a 款提到了"与被督导者的关系界限"：

> 心理咨询督导师必须明确界定并维护他们与被督导者的专业关系、个人关系与社会关系。心理咨询督导师避免与被督导者发生非专业的关系。如果督导师必须承担其他的专业角色（例如，临床或管理督导师、导师等），他们必须尽可能使潜在冲突最小化，并向被督导者说明与每一个角色相关的期望与责任。他们不得进行任何形式的有可能影响督导关系的非专业的互动。（p. 14）

督导师与被督导者之间成为朋友是很容易的，尤其是当双方都生活在一个只有几位治疗师的小型社区的时候。然而，不同的影响力可能会带来问题。比如，督导师/治疗师可能发现很难放弃自己的权力地位，导致很

沙盘游戏治疗的督导

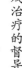

难发展出亲密的关系。结果就是，被督导者可能难以感到安全，不愿意深入地进行分享，也很难真诚地表达自己。

在我担任沙盘游戏的老师时，曾拜访了全国各地的小型沙盘游戏团体。在每一次授课时，我都发现大家一起努力来创建一个意义深远的学习团体。然而，通常他们对督导师/治疗师的了解过多，超出了理想的或预期的状态。对督导师/治疗师而言也存在同样的情况，他们对其来访者与被督导者的了解要比那些生活在大城市、大家互不认识的情况下多。在某些方面，他们在重新体验 ISST 的创立会员的经历，因为毕竟只有寥寥几个人可以承担这些关键角色。

美国社会工作者协会（National Association of Social Workers，1996）的《伦理准则》在"伦理标准，1. 社会工作者对来访者的伦理责任，1"中提到关于利益冲突的问题：

> 社会工作者不得与其来访者或前任来访者发生任何可能剥削或伤害来访者的双重或多重关系。当双重或多重关系难以避免时，社会工作者应该采取措施保护来访者并设立清晰的、合理的、具有文化敏感度的界限（双重或多重关系通常发生在社会工作者与其来访者在不止一种关系中发生往来的时候，包括专业的、社会的或商业的关系。双重关系或多重关系既可能同时发生，也可能连续发生）。

美国考试官委员会（American Board of Examiners，ABE）《伦理准则》在临床社会工作（日期不明）部分的"原则，1. 对来访者的责任，5"中规定：

> 临床社会工作者不得为自己的利益利用来访者，不得与来访者进行有害于治疗的社交互动，不得剥削来访者，不得对被督导者、学生、雇员、研究对象或来访者进行性骚扰或与其发生性关系。临床治疗师有义务确保他们的关系是正当的、无害的、不会侵犯界限的。

令人欣慰的是界限问题正在得到重视，许多专业组织也都制定了详细的条文规定。重点是我们要时刻记住，我们是在和真实的人打交道，处理的是真实的事件。我们不能只做到坚持原则，还要根据实际情况，实事求是。默瑞·斯坦（Murray Stein，2006）最近一次在西雅图提到，伦理的问题是你永远也看不到整个画面，因此伦理的问题可能会直接触及底线问题："你破坏了伦理准则吗？"他进一步指出，这种态度是法律方面的，而不是心理学方面的。伦理与集体，而不是与个人相关。伦理是集体认为的"正确行为"。生活在一个脆弱的、诉讼意识很强的社会，要保持一个"自由而受保护的空间"还真不容易。但愿我们在工作中能保持我们的"灵魂"、慈悲与理解，着重心理学方面，而不是法律的方面。

参考文献

ABE (American Board of Examiners in Clinical Social Work) *Ethics Code* (no date or publishing information available).

American Counseling Association. (2005). *ACA Code of Ethics*. Alexander, VA: American Counseling Association.

American Heritage Dictionary of the English Language (2000). Fourth edition. New York: Houghton Mifflin.

National Association of Social Workers (1996). *Code of ethics*. Washington, DC: NASW.

Sandplay Therapists of America (1993). *Code of ethics of sandplay therapists of America*. Walnut Creek, CA: Sandplay Therapists of America.

Stein, M. (2006). Presentation to analytic candidate members of the North Pacific Institute for Analytical Psychology, April 9, 2006, Seattle, WA.

沙盘游戏治疗的督导

第八章 对沙盘游戏督导的思考：上行，下效；存乎中，形于外

凯特·阿曼杜达

透过一副金属边框眼镜看着我，其实却没有真正的眼神接触，我的新实习生就这么走进了我的咨询室。丹尼尔（Daniel，我愿意这么叫他）是被心理咨询中心分配给我的，这是我们的第一次见面。按照日程安排，我应该开始了解他，让他放松，告诉他作为一名实习生的法律与伦理要求。他看起来有点战战兢兢，无疑会担心我会对他做出评判，认为他经验不足、能力不够，以及其他一切他对自己所持的怀疑态度。这是他的第一次分配。我还记得我在第一次实习期间，第一次见到我的来访者的时候，我感到如此恐惧！我知道我自己什么也不懂，但是我就是不愿意向我的督导承认。

我希望丹尼尔正在接受治疗，然而心理咨询中心不能要求实习生必须接受治疗，我甚至不能问他是否在接受治疗。在加利福尼亚州，按照法律的规定，如果我雇用了他，就不能询问他的年龄、婚姻状况、种族背景、宗教信仰、是否有孩子、是否有残障或其他健康问题等等——几乎所有可能会被认为涉及歧视的问题。心理咨询中心的伦理准则很明确地规定，督导师不能对实习生做治疗，包括沙盘游戏。督导师不得在督导时间之外与被督导者接触，包括一起喝咖啡或吃饭，不得进行服务或产品的交易，不得同时以几种身份与实习生工作，最确定的是，不得与被督导者发生性关系。

对实习生一无所知会使得我们很难逾越我们之间的障碍，也不利于了解与之并存的实习生与他们的来访者之间的情况。工作中存在共时性，"上行，下效；存乎中，形于外"的原型被激活。被督导者与督导师之间的共鸣映射了实习生与来访者之间的关系，从而产生了一种"平行过程"（parallel process）。

平行过程的概念最早产生于精神分析概念中的移情与反移情。在督导关系当中，如果咨询师重新创建了在与来访者的治疗关系中呈现的问题以及情绪，移情就会产生。如果督导师对咨询师的回应与咨询师对来访者的回应一样，反移情就会产生。因此，督导的互动实际上

就是咨询中互动的重演或平行的过程。(Sumerel，1994，p. 1)

我想让丹尼尔以我为榜样，体会初始面谈的感受，因为他很快就要开始去见来访者了。督导的最初几次面谈包括讨论责任、法律与伦理、书面文件以及最为重要的部分——开始了解这个人。在某种程度上说，督导的初始面谈有点类似心理治疗的初始面谈，特别是在临床的设置中，需要填写初始访谈的表格、签署一些发放的文件、实习身份通知等。

我也想更多地了解丹尼尔，也让他知道我是一个什么样的人，因为我们还得在接下来的九个月中每周至少在一起工作一个小时，除非其间发生某些激烈的变故。每当我想到这个时间安排的时候，我的思绪就飘到了那还没有到来的九个月，正是胎儿在子宫中孕育的时间长度。我的工作，正如多拉·卡尔夫时常提及的，就是为治疗师的发展创造一个"自由而受保护的空间"。

我的第一位督导师是一个很蛮横的人，与她进行的督导过程与"自由而受保护的空间"有点背道而驰。我作为实习生的第一次督导面谈结束后向她汇报时，她说那是"她所经历过的最糟糕的一次督导"。即使我的朋友力赞她是一个教授也无济于事。几年之后我才知道没有一个人找她做督导。教学、治疗与督导是完全不同的技能。一个能创建无条件的安全治疗空间的治疗师，可能并不是一个好的督导师，因为他不愿意对被督导者进行面质。同样，出版过很多著作的教授，对自己可能很苛刻，也不一定是一个好的督导师。M博士和我的情形就正是如此。她那呆板的风格和过高的期望与一个情感型的、如刚出生的婴儿般的新手治疗师格格不入。我从来不会像M博士伤害我一样地去伤害我督导过的任何人。

几年后，在我遇到的最好的咨询顾问凯·布莱德威的帮助下，我意识到那些对他人粗暴的人都是因为别人曾经对他们粗暴过。她跟我说"受伤者伤人"，除非他们在内心找到了受伤后又治愈者的原型。由于受过我第一个督导师的伤害，我知道我必须小心翼翼，以免重蹈覆辙。事实上，我告诉我的学生和实习生，"我们在做的是'训练'，不是追求完美"。

我向丹尼尔做了自我介绍，也请他说说自己的情况。丹尼尔说他很期待见到来访者，已经做好了准备。我问他见来访者中哪一部分让他觉得兴奋，他说事实上他不是很期盼见到儿童，说他对儿童没有经验，也没有做过沙盘游戏或其他的游戏治疗。这次实习安排是他的第二选择。他曾申请过一家精神分析中心，但是被拒绝了，说他需要更多的经验。

太棒了！这正是我需要的——一个不愿意来这儿的人！不过我心中又稍微咯噔了一下，想到从某种程度上说这太完美了，因为丹尼尔将要见的许多孩子和青少年都不愿意进行治疗，他们多半是被外界，如学校或家长强制要求来做的。

　　我问丹尼尔当他自己并不情愿来这儿而又不得不来时，是一种什么样的感觉。我知道我必须谨慎，因为我不想逾越督导师与治疗师之间的界限。我尝试用传统的开放式问题问他，丹尼尔有点结结巴巴，显然对我问他感觉怎么样这个问题感到不安。我又问他："丹尼尔，你可以说说你的情况吗？"他弯腰从行李箱中取出自己的简历。简历上显示他 33 岁，毕业于一所名牌大学，工科专业，成绩优异。还有一些他之前工作过的地方的推荐信。他在简历上写着他单身，没有孩子。简历中没有任何与心理治疗相关的信息。我不知道他是怎么从工程专业转到心理学的。在此过程中，我感到很担心，但还不是红色警告，更像一种黄色预警的信号。看起来他给我看他的简历是一种很坦诚、自我披露的行为，事实上，这对我而言没有任何意义。我第一次发现，我对他的直觉——认为他会害怕、缺乏经验和能力、担心我对他的判断——都只是我的投射。

　　看过丹尼尔的简历后，我没有再要其他的资料，而是转而信任事情的发展过程。总体上来说，需要知道的都会知道。如果工作需要涉及丹尼尔转换专业领域的情况，我相信我也会知道的。我和丹尼尔交谈的时候我也会调整到我自己的过程当中，意识到我当时所有的看法都与我自己科学方面和技术方面的欠缺有关。我知道我是一个情感型的人，而丹尼尔显然倾向于思考型。这就能够解释为什么当我问他关于来这儿的**感觉**时，他的表情会茫然了。

　　于是，我深呼吸之后，试着用另一种方式问他："丹尼尔，来这儿，你有什么**想法**？"

　　突然，丹尼尔开始谈论他在心理咨询中心的事情，以及他为实习所做的所有准备。一次又一次，当我问他有什么感觉时，他总是一片空白。而当我问他同样的事情，而且是问他有什么**想法**时，他会马上开始讨论。"类型多样化"往往被忽视了；然而，在某种程度上说类型学（typology）似乎是我们大脑中固定的处理信息的程序。当我们督导一个与我们不同类型的人时，我们离开了一个与之和平共处的舒适领域。督导的体验可能会令人沮丧，可能令人发疯，也可能最终能有所收获。

　　我问丹尼尔对于做一名治疗师他还有没有其他的想法或考虑。他说："没有，我觉得我已经准备好了。事实上，我已经做出了第一次面谈的计划。"我大脑中的红色警示信号亮起来了。与所有的情感型的人一样，我在心理层面开始觉得呼吸困难了。我把自己从歇斯底里的边缘拉回来。我无法想象一个从来没有见过来访者、对来访者一无所知的人，怎么可能做出治疗计划！

幸好，我的培训经历帮了我的忙，我以一个放松了警惕的治疗师或督导师的口气，不动声色地说："嗯……"没有回应。因此我又说了一遍："嗯……你能不能就这一点再说说？"

丹尼尔又弯腰从公文包中拿出一份很厚的文献，说："您看，我对第一次面谈做了量化分析，可以精确地算出我们的成功概率。首先，我们需要有一套完整的发育史数据，这儿有图表可以测算出核心问题。来访者的症状赋值 0.333，家族史或家族渊源赋值 0.333，来访者在治疗过程中的行为表现赋值 0.333。然后我们就能发现这些问题的共同点，分离出共同点后，就会找到'核心'问题。从核心出发，所做所说都与核心问题相关。"

"嗯……"我问丹尼尔，"你有没有**想过**这个能不能适用于 7 岁的孩子或十几岁的年轻人？"

他说："嗯，这就是我为什么愿意在精神分析研究院和成年人一起工作的原因。不过我已经准备了一份表格，可以了解精确的历史数据。"他递给我一份 20 页的发育史问卷，接着说："对年幼的孩子，我会给其父母寄一份关于发育史的表格。5～12 岁的孩子可能会需要帮助，但是大部分都能自己完成，我记得我当时就可以。十几岁的青少年是完全有能力自己完成问卷的。"

现在，他要面见的许多孩子都在学校，他们的父母都是新移民，说不了几句英语。我扫了一眼表格的内容，在心里以我儿子为例填写一遍，我发现我儿子无论如何也做不好，而且我怀疑我自己也不一定能做好。我无法想象为什么要问他的第三颗牙是什么时候长出来的。我不知道是哪个坏蛋把丹尼尔分配给我的。事实上我很害怕问丹尼尔为什么他的发育史上会有那么一条，也不再希望他从公文包里又拿出另一份文献。

丹尼尔知道他的第一个来访者是一个 8 岁的西班牙裔女生，我叫她玛利亚（Maria）。玛利亚是因为行为偏激、疑似注意缺陷多动障碍（attention deficit hyperactivity disorder，ADHD）与对立违抗性障碍（oppositional defiant disorder，ODD）而由学校心理咨询老师转介而来的。她的母亲经过几乎卧床五个月的艰难怀孕过程，最近又生了一个男孩。她早产的弟弟现在已经正常了。

我建议丹尼尔先问问玛利亚她为什么要见心理咨询师，她想做什么。如果丹尼尔能够倾听玛利亚所说的事情，他就不仅会知道怎么和她开展工作，而且也可以了解玛利亚的移情。我问丹尼尔可能会有什么样的投射，他说他可能会有来访者的父亲或兄长的移情反应。他又准备掏出他打印的关于 ADHD 和 ODD 的资料，我制止了他。我问他对游戏有什么**想法**。

沙盘游戏治疗的督导

他有点茫然地看着我，又想去找他的公文包。我耐住性子对他说："丹尼尔，你孩提时代最喜欢做的事情是什么？"

"嗯，我猜我玩过很多电脑游戏。我在青少年时期做过一个乐高船模，我的照片曾登载到了乐高杂志上。游戏？我真不太记得我的童年生活了。想想，我很会下棋，加入了学校的象棋俱乐部。玩？对，这就是玩。我是两个教授的独生子，他们生我的时候年龄都比较大了，因此我实际上没有和其他孩子玩耍的机会。我总在加油学习。周末，我得做作业，然后和我父亲下棋，或者自己玩电脑游戏。"

我们的督导面谈快结束的时候，他问我："玩游戏和我要见需要治疗的孩子有什么关系吗？"

他走之后，我的头开始作痛。我的两难处境显而易见。我将要督导的是一个对沙盘游戏治疗一窍不通的全新实习生……

- 不想来这里。
- 与我的类型不一致（思考型对情感型）。
- 不重视游戏的作用，甚至不知道怎么玩。
- 从没有做过沙盘游戏。
- 我不能和他做沙盘游戏。

我怎么可能成功呢？

丹尼尔面见玛利亚

丹尼尔第二次来见我时看起来有点沮丧。他说："我见到玛利亚了，我感觉不太好。她不知道自己为什么要去那儿，也不懂保密规定与塔拉索夫（Tarasoff）[①] 判决，她甚至看不懂我的发展史问卷，我让她做问卷的时候她就一直在那儿抓耳挠腮。我问她是不是母乳喂养的，她竟用手捂住耳朵。她给我的感觉根本不像一个 8 岁的孩子，极不成熟。"

"我试着向她解释我是一个实习生，我要和我的督导师讨论我的工作。我告诉玛利亚我不得不违背保密的规定，问她有没有问题。她只是说：'没关系，谁在乎？废话！'然后她就笑，问她是否可以去玩。

"她想做的就是玩。最糟糕的是，我提议下棋时，她又嘲笑我！我明

---

① 丹尼尔试着用一个法庭案例（即塔拉索夫状告加州大学校务委员会，1976）来向玛利亚解释保密的局限性，案情大致如下：加州最高法院认为，在某个人有可能遭到病人在身体方面的伤害的时候，心理健康专家有义务保护这个人的安全。心理健康专家可以通过以下几种方式不遵守保密的义务，如告知警察、警示受害者，并/或采取其他合理措施来保护受威胁的个人。

白她为什么会被认为是不正常的了。

"她只想玩糖果乐园（Candyland）的游戏[①]！她将糖果乐园的道具和小娃娃放在沙盘中吃糖果和甜点。她拒绝画房-树-人，也不愿意玩有象征内容的游戏，如玩偶之家或沙盘游戏，我看过很多这方面的书。不，她想做的一切就是玩糖果乐园。我不认为她玩完糖果乐园游戏之后立马把这些小娃娃放到沙盘中吃糖果有任何象征意义，这只是重复而已。"

我问丹尼尔他是怎么做的。

"您告诉我要'跟随孩子的心灵'，我也尝试着去做了，但是她的心灵似乎并不在那儿。她拒绝我要她做的任何事情，于是我也玩糖果乐园。我足足玩了30分钟，她也在沙盘里做着同样的事情。令人恼火的是，糖果乐园并没有什么策略，也没有技巧或逻辑。我明白我的父母为什么从来不让我玩糖果乐园了。我觉得就不应该把这个游戏放到治疗室，因为它没有任何教育价值。我没有把她的糖果乐园沙盘画面拍下来，因为那只是游戏的翻版，不是来自无意识深层的东西。"

丹尼尔不知道怎么玩，他对事物的价值也带有很强的主观判断，认为下棋才有价值，而糖果乐园没有；有些沙盘有价值，有些则没有。他在照搬他父母的价值体系。

这是在督导过程中一次又一次发生的情况。督导与治疗的界线究竟在哪儿？究竟要对实习生了解多少，才能成为一位有效的督导师？我不想这么快就集中讨论丹尼尔的事情，这样可能会遇到阻碍，我决定先谈谈玛利亚想玩糖果乐园的愿望。我问丹尼尔怎么**看待**这个事情。

他说他一直在从精神分析的传统的角度思考糖果乐园，他认为这似乎是发展的最早阶段：口唇期。他说这也是他要知道玛利亚是不是母乳喂养的原因，如果是的话，母乳喂养了多长的时间。

我问丹尼尔，玛利亚喜欢玩糖果乐园有没有可能是因为她感到失去了某些东西。很长一段时间，她失去了母亲的关注，在她母亲卧床休息和艰难的怀孕期间。一个早产的孩子，就像玛利亚新出生的弟弟，对一个家庭里大点儿的孩子来说影响也可能会很大。玛利亚想念她的父母吗？她有没有担心她的弟弟会死掉？她有没有在某种程度上，希望她的弟弟死掉？糖果乐园能给她带来一些安慰吗？它能代表某些甜蜜时光吗？它能对抗被剥夺的感觉吗？（我怀疑许多孩子会玩一种叫作"蔬菜农场"的游戏，目的就是获得一大块沙拉或一盘花椰菜。）玛利亚需要退行吗？她想要回到过

沙盘游戏治疗的督导

---

① 糖果乐园是美国一种非常流行的彩色棋盘游戏，是美国的文化象征。它通常是孩子们的第一个游戏，因为它不需要会阅读或算术。

去她父母爱她更多的时候吗？糖果乐园的随意性有没有让她有一种支配的感觉，纵使她自己的生活已经变得如此失控？

丹尼尔看着我，似乎我是个疯子！他没说出口的问题是："像糖果乐园这么一个愚蠢的游戏怎么可能揭示这么多信息？"他双手交叉在胸前，用肢体语言告诉我："不，谢谢您。我坚持我自己的理论，不信您的。"他要我就我的建议，给他推荐一些文稿和文献。当我告诉他我没有时，他一脸鄙夷地看着我。

我知道我必须让他知道，他是如此傲慢地否定了玛利亚的沙盘游戏。要温和地做到这点会很难，因为我是强烈维护沙盘游戏的。我深深地吸了一口气，然后对他说："丹尼尔，关于玛利亚在沙盘中放的玩具，你还有什么可以告诉我的？"

他回答说："没有，她只是用了游戏中的那些愚蠢的糖果娃娃。我赢了，我告诉过您吧？她感到很沮丧，把那些牌也都扔到了沙盘里。然后她走到沙具架，从摆放凌乱的玩具中拿下来一个娃娃，一个像她自己一样有着又黑又长的头发的娃娃。然后她模仿糖果乐园的游戏在沙盘里玩。她放进去的都是一些不健康的食品：苏打、饼干、糖果等。就这样。我要她清理干净，因为她把糖果乐园里牌全扔里面了，弄得一团糟。所以我没有拍照片。不过，她在清理的时候，我发现在角落里还扔了一个婴儿。就是这样的。不是一个真正的沙盘。只是模仿游戏，然后乱七八糟。"

我深深地吸了一口气，努力控制自己不要去激怒佩戴头骨项链的神圣空间保护者迦利女神。我需要再深吸一口气。"丹尼尔"……（滑稽的是，**每次我输入他的名字时，总是打成"Damniel"……这真的是我无意识的行为。我确实是很认真地在保护这个神圣的空间。**）"丹尼尔，我记得糖果乐园游戏中并没有小婴儿……"丹尼尔以沉默来回应，我想他明白我的意思了。

他在要离开的时候说："哦，我要告诉您的是，那个孩子名叫'丹尼尔'，可是他们都叫他'丹尼'（Danny）"。我当时一定很诧异，不知道丹尼尔说的是沙盘游戏中的小婴儿还是玛利亚的小弟弟，因为他看着我的神情似乎我就是一个傻瓜，然后他说："是那个新生的婴儿，玛利亚的弟弟。"

经常让我感到吃惊的是来访者或实习生会在面谈的最后时刻扔下一个"重磅炸弹"。我不知道丹尼尔是否意识到了玛利亚的弟弟和他同名这样一个事实的重大意义。事情是怎么发生的？这个情况在面谈的最后时刻出现，意味着什么？

在我因不明白丹尼尔所指的是哪个孩子而受到他的鄙视，感觉要崩溃了的时候，我的反应是"客观的"还是"主观的"？他的声音中真的带有我在情感层面体验到的蔑视吗？还是因为这是我的老问题，我在一个擅长分析的思考型的人面前会觉得自己愚蠢且无能为力？他究竟为什么要成为一个治疗师？像他这样的人应该坚持研究工程学的！当我意识到自己在这样想的时候，我知道我的反移情被激活了。在丹尼尔走后，我想做的就是马上回家，读一读谋杀悬疑小说，吃一吃巧克力棒棒糖。我需要审视一下：我阅读谋杀悬疑小说的内在驱力其实是想要谋杀丹尼尔的一种隐性渴望吗？我需要和自己讨论塔拉索夫案吗？在面谈的最后时刻出现的这些状况，究竟意味着什么？

在接下来的几个星期，丹尼尔继续他的工作，慢慢地有了新的来访者，而我还在与我的反移情做斗争。丹尼尔对玛利亚感到很挫败，而我对他感到很挫败。他总是说："她就只想玩那愚蠢的游戏，糖果乐园。这其中没有任何学习的因素——完全没有思考，没有方法，没有策略。然后她到沙盘旁边，在沙盘里重复同样的事情；那个黑头发的小女孩，成堆的垃圾食品，还有那个被掩埋的婴儿。很无聊。我的确按您说的拍了照片，但是当我把数据输入我写的分析程序的时候，并没有任何变化。"

我问丹尼尔他的数据是否显示了沙盘游戏过程的任何变化。他看起来很迷惑，问我是什么意思。我解释说十个不同的人（或者同一个人在十次不同的治疗面谈当中）使用相同的十个沙具，可能意味着截然不同的情况，这取决于来访者的联想、这些沙具放在沙盘中的位置，以及它们之间的关系等等。丹尼尔说他没想这么多，但是他周末会设计一个程序来把沙盘游戏过程的因素考虑在内。我当时觉得如此失败！我真希望我能够劝丹尼尔自己进行沙盘游戏治疗。他根本就不明白！

有时候我真有点儿害怕见到丹尼尔。我对他感到很沮丧，感觉他想做的只是控制一切。在他的工作中没有任何情绪，没有游戏，没有自发行为。他来接受督导，却仍在一遍又一遍地重复他所做的事情。迫于压力而用大量的研究来记录我的每个建议，这是很让人身心交瘁的。我经常感到不管我对丹尼尔说什么，总是不够好。我好像被丹尼尔的风格贬低了价值，我知道当我的负面反移情出现的时候，我必须针对我自己的问题与过去的经历来做工作。

我们就这样僵住了，丹尼尔感觉玛利亚反复做同样的事情，而我觉得丹尼尔也一样在重复着同样的事情。我们的僵局因一件丑闻而破解了：那个被称为糖果乐园门的事件，是根据臭名昭著的水门事件命名的。

另一个实习生很不安地来到督导室，说糖果乐园不在游戏室了。现在，每一个儿童治疗师都知道玩具站起来，自己走掉了，所以又筹钱买了

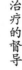

另一套糖果乐园。然后第一套糖果乐园玩具又神秘地出现了，接下来一个星期，两套玩具都不见了，然后又都回来了！

通过扮演侦探的角色，我意识到那个实习生是在丹尼尔用过那个游戏室之后发现糖果乐园玩具丢失了的。于是我问丹尼尔知不知道这个事情，他羞怯地承认说他是如此看不起糖果乐园，以至于真的就想在孩子们进入房间前把它拿走。"我想如果它不在那儿，玛利亚就不会玩它了。我试着教她下棋，但是她总是喊着要城堡，糖果城堡，总想着要那些骑兵去城堡。我怀疑她是不是有学习障碍。她依然做着糖果乐园沙盘。我感到很失败，她的治疗什么效果也没有。"

我温和地跟他说玩具必须放到游戏室……所有的玩具！我以最亲切的口吻建议他必须心平气和地接受糖果乐园了。丹尼尔就是不明白。不管他读多少书，他都不理解玩游戏，尤其是玩糖果乐园游戏，怎么会有治疗作用。出于**一个绝望的督导师的不顾一切的冲动**，我把糖果乐园玩具拖了出来。丹尼尔吃惊地，或者说得确切些，是恐惧地看着我。

"好吧，丹尼尔，我们来玩游戏！"

于是，我们开始玩糖果乐园。刚开始，丹尼尔不喜欢糖果乐园游戏中的一个规则，就是年龄小的一方先走一步。尽管这个规则对他有利，因为他比我几乎年轻了整整一代，他还是觉得这"不公平"。如果你已经忘记（或从来就没玩过这个游戏），这个游戏就是先选牌，然后从起点开始走到游戏板上的相应位置上。一路上会有很多的障碍和危险，也有一些牌可能会出其不意地出现并加快你的速度。最先到达糖果国王城堡者获胜。

丹尼尔在玩糖果乐园的时候很紧张，总是被绿毛怪（Plumpy）这张牌弄得心烦意乱。绿毛怪是一种能让你回到原点的牌。谁也不喜欢绿毛怪。我认为糖果乐园游戏是一款设计得很好、富有灵性的游戏。它让我们知道什么是我们能控制的（如按秩序、不作弊），什么是我们无法控制的（如爱、生与死、海啸、地震、龙卷风等）。

就这样，当糖果乐园的游戏玩家玩得正开心时，他们可能会有幸突然碰上弗萝丝蒂女王（Frostine Queen）牌，也可能不幸碰上最差的绿毛怪牌，这些是我们不能控制的事情。孩子们的生活中有很多事情都是他们无法控制的：他们会住哪儿？老师是谁？父母会不会离异？等等。糖果乐园很好地映照了这种情况。我喜欢糖果乐园游戏，它让我知道了生活的真谛。

不过丹尼尔并不喜欢这个游戏。有时候他很生气，我担心我犯了大错，不该让他玩这个游戏。然后我又担心他是因为有糖尿病，不能吃糖，或者他的父母是牙科医学教授？我担心也许他有进食障碍……

然而，玩着玩着，他开始逐渐放开畅所欲言了。当他拿到了一张特别好的牌萝莉公主（Princess Lolly），而我还被困在糖浆沼泽（Mollasses Swamp）的时候，他竟然笑了。丹尼尔说他在小时候从来没玩过游戏，因为他周围就没有小孩。他说他唯一的游戏就是下棋，他学下棋也是为了让他父亲高兴。他的父母晚年得子，几乎是"一个奇迹"，他们对丹尼尔的管理很理性，也很严格。结果就是禁止他玩那些乱七八糟的游戏。即使是在万圣节的时候，他当时年龄是几岁，就只允许吃和他年龄相同数量的糖果，其余的都得扔掉。"我记得我当时真希望自己已经有50岁了，因此就能吃到50块糖果。我却从没想过50岁的人是不会玩'不给糖就捣乱'的游戏的。"他跟我说这些的时候，我的心似乎跟他在一起了，那是我第一次瞥见了他内在那个被剥夺了童年的小男孩。

他突然像受了惊吓一样坐直了身子，说："我又记起了其他的事情……我在上学前班的时候玩过糖果乐园游戏！当时妈妈跑来逮住了我，她告诉老师不能再让我玩糖果乐园游戏了。她可能是觉得这个游戏没有教育意义，或者认为它会令我想吃糖。"然后他说在他每周三次的精神分析治疗中，他从来没有记起过他的童年。他当天稍后就得去见他的分析师，会告知他自己的"突破"。（**啊哈，糖果乐园披露——我终于发现丹尼尔正在接受治疗了！**）

他继续谈论他自己，说他曾经在设计一座桥梁的时候经历过一系列的惊恐发作；他担心桥梁会倒塌，人们会掉入水中。他太焦虑了，以至于不得不去接受治疗，这样就导致了他接受分析，并转换了职业。

他说当他不需要太专注的时候更能轻松地聊天，认为玩这个游戏也许并不是坏事。接着他说："我想我在治疗中是不是对玛利亚管得太多了一点儿。"

最好的"顿悟"往往是在不经意间发生的！

于是就这样，丹尼尔由小玛利亚领着学习玩游戏。我一直在想着温尼科特（Winnicott，1974）写过的一段话：

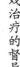

沙盘游戏治疗的督导

> 心理治疗发生在两个相互重叠的游戏领域，一个是病人的，一个是治疗师的。心理治疗与在一起玩游戏的两个人有关。按这样的推理，如果不能玩游戏，治疗师的工作就是将病人从不会玩游戏引导到会玩。（p.38）……而且，在游戏中，也只有在游戏中，孩子或成人才具有创造力，才会显示他们所有的人格特性，也正是因为具有创造力，人们才能发现自性。（p.54）

这里的悖论是玛利亚在教丹尼尔玩游戏！如果温尼科特在这儿的话，

他一定会说："按这样的推理，如果不能玩游戏，**孩子**的工作就是将**治疗师**从不会玩游戏引导到会玩游戏的状态。"一次又一次，让我感动的是，病人是如何成为我们的老师的。我总感觉有人来找我们治疗（或督导）绝对不是一个偶然。我在想，丹尼尔究竟要教给我什么呢？

接着最奇怪的事情发生了。在接下来的一次督导中，丹尼尔对我说："我很失望。这周我真的想和玛利亚玩糖果乐园游戏，可是她不愿意了。她说这是一个'娃娃游戏'。她只想做沙盘。"然后，丹尼尔拿出他的手提电脑给我看玛利亚做的沙盘。

玛利亚不再玩糖果乐园游戏，会不会部分是由于丹尼尔能够认识到他的阻抗了呢？一旦我反思自己为什么会如此烦恼的时候，来访者或实习生往往会自发地放弃某种令我感到痛苦的行为或活动，这让我深受感动。这就是两个人之间**看不见的能量场中发生的某一种呼应**。来访者或实习生放弃这些具有冒犯性的行为，是因为他们自身发生了某些变化，而变化与我并不相关？还是因为我放下了自己的不满情绪之后产生的个人感觉？

最好的解释是，一旦我"明白"，我的无意识反应就会发生改变，来访者也不再需要执著于他们的行为。为了说明这一点，想象一下两个人之间有一种既听不到也看不到的能量波在流动。再想象一下池塘里的涟漪。一个人发送出某种东西（也许是一种情感、想法、行为或记忆），就像一颗石子扔进水中。如果接收方或见证人是中性的，这些涟漪就会拍击到对岸并返回到发送方。这是最客观冷静的治疗或督导（或任何关系）。很少会有人能够真实地把发送出的信息原样反射回去，而不会激发他自己身上的问题。再想象一下接收方作为回应也扔下一颗石子，因此池塘中会出现两圈涟漪，互相融合。如果对于发送方和接收方而言治愈都会发生的话，至少其中有一人会对这些涟漪产生意识。通常是治疗师本人意识到了这种动力。

在治愈发生的时候，治疗师和来访者、督导师与被督导者都被治愈了。

如果其中一人改变了从他身上发出的能量波的振动频率，另一方感觉到这种变化之后也会发送出具有微弱变化的能量波。这就是为什么一个与自我深深联结的人——已经完成了深层的内在工作的人——往往总是心平气和的，与他们相处会觉得非常舒适，因为他们无意识的能量场更清晰。并不是说已经完成了深层的内在工作的人不发送能量，而是说他们充满了觉知。在能量场中没有太多的投射，更多的是个人觉察与责任感。做心理治疗工作的人，必须已经完成了自己的内在工作，这一点非常关键。刘易斯等（Lewis, Lannon, & Amini, 2001）解释了我们的沟通背后潜在的

"边缘基调气息"（aura of limbic tones）：

> 每个人都在传播与自己的内心世界有关的信息。一个人的情绪吸引子（Attractor）是稠密物质的集合，能够通过电磁传播而流露，并通过边缘基调气息而展示出来。如果倾听者降低其新大脑皮质的喋喋不休的杂音（neocortical chatter），允许边缘感觉自由延伸（limbic sensing to range free），旋律就会穿透深藏不露的静默……当倾听者产生共鸣时，就会看到对方的内心世界，开始感受到住在那儿是什么样的感觉。（p. 169）

在一学年的历程当中，玛利亚有时会去玩糖果乐园游戏，有时去做沙盘游戏。我和丹尼尔定期玩糖果乐园游戏，这已经成了我们的习惯，我们甚至会用糖果乐园游戏的隐喻来描述我们的工作进展。有时如果治疗进展不顺，他会说这是一次"抽到绿毛怪牌的面谈"；当他感觉受阻时，他说那是黏稠怪（Gloppy），被困在糖浆沼泽中。当他意识到那个被遗忘的婴儿可能是玛利亚而不是她弟弟时，他开始重视她的沙盘。他说他为这一领悟而感到震撼，甚至他问自己的分析师是否可以做一系列的沙盘游戏。分析师勉强同意了，把丹尼尔转介给了一位沙盘游戏治疗师。丹尼尔说通过沙盘游戏，他了解到他的孩提时代是多么焦虑和过于追求完美。他跟我说："就连我的分析师也认识到了这一点，他说这个'沙盘之类的东西'可能与此有关。"我极力掩饰我喜悦的笑容。

玛利亚继续当丹尼尔的老师。她周期性地对他感到生气，沙子到处扔。丹尼尔也周期性地生我的气。（他倒没有在我办公室乱扔沙子……即使是平行过程也是有限度的！）有一次，就我提出的建议，他批评我的文献记录与研究不够的时候，我突然明白了！丹尼尔的性格就像 M 博士。一旦我认识到这一点之后，我明白我和丹尼尔的工作怎样治愈了我的第一位督导师曾带给我的伤害。就在我意识到这一点之后，丹尼尔更乐于接受我的观点，似乎也不再不停地问我要参考文献了。（当然，也可能是我的知觉发生了改变……）

当丹尼尔学会与玛利亚的感受和谐相处时，她爱乱扔沙子的毛病也渐渐消失了。丹尼尔认识到玛利亚的学习风格更偏向于情绪型，而不是认知型，有了这方面的认识，对于那些分析能力不太强的人，他事实上也没有那么严苛了。随着他个人的沙盘游戏的推进，他越来越欣赏玛利亚放进沙盘的所有东西。他不再尝试去量化沙盘游戏治疗，他学会了放松，变得不那么有控制欲，也会重视他自己的情感。

玛利亚的焦虑减轻，小丹尼也能一觉睡到天亮了。玛利亚的 ADHD

沙盘游戏治疗的督导

样症状以及偏激的行为也慢慢减少了。到学年结束的时候，她是一个活跃、冲动的孩子，不再符合 ADHD 或 ODD 的任何指标。

玛利亚开始谈论她教"她的丹尼宝宝"说话的时候，也开始教丹尼尔说些西班牙语。在丹尼尔的实习期结束的时候，他已经能用西班牙语叫出糖果乐园游戏中所有的牌、玩具屋里的家具，以及糖果乐园游戏牌的颜色。他告诉我玛利亚其实很聪明，也许应当考虑让她参加天才与潜力教育项目（Gifted and Talented Education，GATE）。

这一年年底，玛利亚完成了一次非常可爱的沙盘游戏过程，如果要来**思考**它的话，可以说它再现了糖果乐园游戏中的糖果孩子的旅程：先是被陷于糖浆沼泽，然后有几次大的往前进的跳跃（得到弗萝丝蒂女王牌）与退行经历（抽到绿毛怪牌），一直在朝着目标前进，即掌控因小丹尼的出生带来的家庭变化，重新感受到她妈妈的爱，并应对三年级的挑战。一如糖果孩子最终成功地到达糖果乐园的国王城堡，丹尼尔的督导经历也再现了这个过程。也许我的旅程也是这样。我感觉当我开始欣赏丹尼尔的思维能力，对他不再那么防御的时候，我也到达糖果国王的城堡了。

在他们的最后一次治疗面谈中，丹尼尔说玛利亚告诉他，她希望她的弟弟丹尼快快长大，这样他就可以和她一起玩儿了。她说："我希望他是丹尼尔，而不是丹尼，希望他和你长得一样大，可以和我一起玩糖果乐园游戏。"丹尼尔说他听到这些时差点儿哭了，最终他认识到这些没完没了的糖果乐园游戏时光对玛利亚来说有多么重要了。

参考文献

Lewis，T．，Lannon，R．，& Amini，F.（2001）．*A general theory of love*. New York：Vintage Books.

Sumerel，M. B.（1994）．*Parallel process in supervision*．ERIC Digest ED372347．Greensboro，NC：Eric Clearinghouse on Counseling and Student Services.

Winnicott，D. W.（1974）．*Playing and reality*．London：Routledge.

第九章　督导过程中的移情与反移情

丹尼丝·G. 拉莫斯

　　毫无疑问，沙盘游戏治疗督导是一种独特的经历，因为对督导师而言，可以从视觉层面看到治疗过程的部分。督导师不仅有关于治疗过程的言语汇报，还会受到督导中的来访者所创建并分享的意象的影响。取决于其在自性化过程中所处的不同时刻，督导师与被督导者会以不同的方式去观看、感受并分析相同的沙盘场景，这些场景也会在两者的心灵中产生回响，有时候会产生富有创造性的过程。

　　由于所有的督导对于被督导者而言，也是一种"治疗"，所以他们与来访者的作品互动的能力能够反映出他们的成熟度与觉察水平。看不透或完全看不到沙盘情景的某些方面，正好凸显了督导师与被督导者的某些阴影点。督导师也有可能会忽略沙盘情景中某些重要的方面，有些甚至是由于他们与被督导者的反移情所造成的。

　　本章，我将探讨被督导者与督导师在分析针对来访者的治疗时所产生的移情与反移情过程。

学习过程还是分析过程？

　　督导中经常出现的一个争议是：它究竟是一个学习过程还是分析过程的一部分？督导究竟是技能的学习与心理治疗过程的教学，抑或它构建了一种理论与临床的实践，使得个人的分析得以持续发展？答案很可能介于两者之间，倾向于哪一方取决于被督导者的行动。

　　如果督导中包含了对被督导者的分析，只不过是聚焦在其工作上，那么界限就很难变得清晰或客观。在不侵犯被督导者的隐私的情况下，督导师可能会在不经意中触碰到了治疗中可能会出现盲点的敏感点或阴影区。我认为在督导的导入阶段，更多的是对被督导者的分析，而后面的过程则涉及同事之间的坦诚交流。当然，督导的主要关注点还是被督导者与来访者相关的意识或无意识过程，以及他们的分析能力的发展。显然，有的被督导者可能更坚持己见，而有些可能更易于接受带有个人特性的干预。

督导过程的构成

在牵涉到被督导者的分析过程的督导中，督导师与被督导者之间的移情是一个重要因素，可以反映或没有反映出被督导者与来访者之间的移情。奈特（Knight，2003）指出，当督导师与治疗师之间的关系与来访者和治疗师之间的关系一致时，映射过程（reflection process）或平行过程就会出现。

我们可以观察到，在许多督导面谈中，至少会有三个人"在场"（督导师、被督导者和来访者），再加上他们之间的相互关系所产生的各种关联。这些关联包括以下几种。

对被督导者的消极移情

一位被督导者曾经抱怨来访者出乎意料地切断了移情联结，让她陷入了一种思绪混乱的状态，觉得被抛弃和毫无价值感。几次面谈之后，她对我做了同样的事情——通过电话终止了我们的督导工作，没有任何解释。我坚持要和她私下会面，以便能分析她在我面前的自卑感与竞争感，这些正是她不愿将自己遇到的困难带到督导中的原因。她的自卑情结通过投射认同影响到了督导：她企图将她的来访者传达给她的不快的感觉传递给我。就这样，被督导者也让我感受了她从来访者那儿感受到的被抛弃和自卑的感觉。有些督导师会认为这个问题只能在个人分析中解决，而我认为这也是一个督导中的问题，是被督导者在督导过程中涌现出的无意识素材。

对来访者的积极反移情

督导师发现自己和被督导者的来访者有心理上的共性时，会对来访者产生"共情"，对被督导者给予那位"受害者"的不当帮助产生反感。督导师对被督导者的这种消极反移情反应会让被督导者感到自己无能为力，帮不了来访者。督导师在分析情况的时候会指责甚至忽视被督导者的解释，他试图保护来访者，以免来访者因被督导的治疗师准备不足而受到伤害。

对来访者的消极反移情

督导师不喜欢被督导者的来访者。这种情形下，他倾向于极其严厉地对待被督导者，并要求被督导者也这样对待来访者。有个被督导者的来访者总是说没能控制住自己的冲动，导致虐待了自己的妻子和孩子。而那位督导师，因为曾经也遭受过类似的虐待，无意识地试图引导被督导者采取更强硬的措施，建议他给来访者的妻子打电话，让她报警或找一名律师，以免来访者再次失控。对来访者的无意识的分析与被督导者对个案的理解都让位于交给警察和报仇这个首要的计划了。

对被督导者的消极反移情

督导师只关注被督导者的错误，发现他总是不合情理或表现得不专业。于是督导师便直接干预，建议被督导者应该如何对待来访者。有位被督导者的梦境很好地说明了这种情形。这位年轻的被督导者梦见他试图进入一个巨大的图书馆却找不到开门的钥匙。督导师分析这个梦时，认为它暗示了被督导者自命不凡的行为，尽管他没有经验，却试图读遍图书馆里所有的书。他没有意识到他其实是在嫉妒这个年轻人的才华，就匆匆地做出了解释，其无意识的目的是要强化督导的等级。

对被督导者的积极反移情

督导师视被督导者为徒弟，希望他能继承自己的事业，被督导者**对督导师也会产生积极的移情**，对督导师充满了信任，认为其知识渊博。在这种情况下，会产生一个互相信任的健康环境，双方都能到达被督导者的心灵的更深水平，触发更多的个人与专业的成长。沉浸在这样的氛围中，其益处是能够降低防御，让双方不仅在理性层面了解督导过程，还能丰富被督导者和督导师双方的体验。

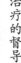

属于分析过程的一部分的督导

一旦意识到督导中涉及的移情关系，只有当督导师的关注点是在被督导者身上而不是在来访者身上时，督导师才能对被督导者的工作情况进行评估。尽管沙盘场景的动力、象征性的表征以及所使用沙具的类别都会给督导过程提供重要信息，事实上也是情境和结构的标志，但如果督导是围绕着被督导者对来访者的情绪和共鸣来进行的，效果就会好很多。

被督导者的焦虑以及时时让他觉得很难或困惑的领域，都表明有一种可能的情结，导致工作迷雾重重。有个被督导者碰上了一位很难应对的来访者，他是一个强势的商人，主要问题是每次在达成交易时他特别焦虑，手都会发抖。被督导者的反移情的情感妨碍了治疗场的展开，新的素材难以涌现。即使是在做沙盘游戏的过程中，被督导者也会在毫无觉察的情况下，把来访者无意识的表达简化为一种道德评判，看不到来访者有魅力的、力量强大的一面，这样反过来又掩盖了其巨大的攻击性与恐惧。

举个例子，在分析图 9 - 1 中的场景时，被督导者和他的来访者"看到"的是相同的情景：一对父子在漂亮的海滩打网球。尽管父亲手上拿的是一条鞭子，它却被看作网球拍。被督导者和来访者似乎很难感觉到这个父亲的攻击性和暴力的阴影，因为他有着迷人、有风度的人格面具。在督导过程中，被督导者不明白来访者为何会如此烦恼，因为这个强壮的、有进取心的男人的魅力已经影响了被督导者的反移情。最后，来访者说他曾被父亲殴打，并为此感到恐惧和羞愧。为了自我保护，他逐渐形成了严苛的、防御心很强的人格面具，以便掩盖他身体上的印记，并用他如雷般的声音和傲慢的行为蒙蔽了所有的人（包括被督导者）。

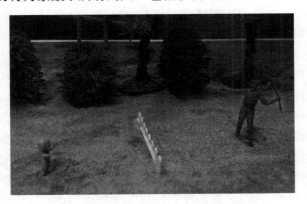

图 9 - 1　一位成年男性来访者的沙盘

　　督导同一个被督导者一段时间后，督导师会注意到，被督导者的无意识因素的干扰会导致重复、单调的场景分析模式出现，不管是什么情景，他们总是只能看到同样的动力。因此，只有当督导师明白真正困扰被督导者的是什么的时候，督导才是最有效的，才能产生分析的效果。当然，被督导者的自制力、理论与教育背景，以及接受分析的深度与时间也必须被考虑进去。

督导体验背后的理论与模式

　　督导中的良好关系不仅仅涉及人格和与移情有关的"游戏"，还取决于各自遵循的理论取向。虽然这个领域还没有太多的探讨——因为沙盘游戏是荣格学派的心理分析过程的一部分，即以对梦境或其他素材的言语分析和解释为特征——但是督导师与被督导者的理论背景也会有决定性的影响。举例来说，所有的工作都是通过沙盘来进行的沙盘游戏治疗师，与那些只是偶尔在分析过程中使用沙盘的人就不一样。督导师与被督导者的风格可能一致，也可能不一致，对差异的容忍度至关重要，这样才能让工作在一个自由而受保护的空间继续推进，而不是一方迫使另一方妥协。

督导师的背景包含其理论模态，据此参与双方都可以用来捕捉来访者的表达并指导其成长。比如说，在一个有限的受保护的空间（沙盘）里，身体器官的症状发生能量转换的观点，就需要用荣格学派关于身心医学的理论去理解（Ramos，2004）。这个理论框架能使被督导者对治疗过程的细节更加敏感，不至于忽略重要环节。有时候有必要"解构"被督导者的观点，因为他们总习惯于用标准化的方式看待去看沙盘场景："右方——前进，左方——退行"诸如此类。他们甚至可能不会注意到来访者是在哪里放置那些沙具的，或者他们是如何走向治疗师所坐的地方的。

寻找模式总是令人跃跃欲试，因为它可以通过症状与年龄的分类来对沙盘过程设定一些标准。必须承认，发现有相似症状的来访者做出的沙盘场景也相似，这是再好不过的事情了。然而，风险在于，某种模式的出现，事实上是由于沙具在沙具架上的摆放位置，甚至从特定类别的沙具中增加一些沙具而造成的。比如说，我曾经感到很奇怪，我有一个从事儿童心理治疗的被督导者，她从来没给我展示过包含动物的沙盘场景，最后我发现放置动物的那个架子放在她工作室的最高处，小孩根本看不到。

为确保主要的类别都有足够的沙具可用，沙盘游戏的督导师应该亲自到被督导者的工作室去看看，或者看图片，了解所用沙具的数量和种类。当然，如果材料不够也会有例外，但仅限于特定情况。一般情况下，来访者能使用到的沙具架和沙具都要经过督导师的评估以便确保与通用的沙盘游戏指南相符。

如前所述，追求模式可能会导致解释的单一性，被督导者总是"看到"同一种动力。仅仅对意象进行分享，就足以防止沙盘游戏的过程变成一种唯我独尊的事件（solipsistic event）。也就是说，它能防止被督导者无意识地内化来访者的沙盘游戏过程。将发生在这种非常亲近的关系中的事情外在化，可以增加客观性，允许从不同的角度来看待问题。这种分享发生在平等的督导关系当中，它同时也是一种等级的关系，一旦人们认为督导师的经验更丰富，就会对过程更有觉察力。

这种理智的对话最大限度地降低了被督导者的焦虑，有助于他反思他带到督导过程来的复杂问题。督导师必须通过被督导者和来访者的眼睛来观察——看他的风格、移动沙子的方式，以及伴随的言语表达——不要急于去分析某个可能很容易就看到的沙盘场景。也许最大的挑战在于给被督导者足够的空间，让他在沙盘场景的演变中，依靠自己的体验——他的感觉、感受到的共鸣（Ammann，2004）以及形成的意象与幻想——以便之后他能与来访者的过程分离开来。

督导师与被督导者建立的合作同盟有助于被督导者能更自由地表达自己的看法，创造一个共同的"虚拟"体验。他们一起观看沙盘场景的图片——这个场景是发生在别的时间和地方的——就像亲临其境一样，他们想象从不同的角度和观点来看待沙盘场景，不必担心受到非难和指责。他们模拟各种可能性，提出一些假设。通过这一过程，被督导者将自己的观点和督导师的观点进行比较，有助于明确盲点、阻抗点以及焦虑所在，从而为他的临床实践或个人分析提供新的发展机会。这时候，被督导者通常都会获得关于其自己的过程的领悟。

对话中的这个观点也能清理掉可能产生的心理污染甚至被督导者本人或其工作的压力。最后，督导师可以介绍被督导者到一个社团，为他们提供专业的、独特的同一性。

发生在沙盘中的督导

通常，被督导者对督导与治疗的焦虑会产生不易察觉的反移情作用。在这种情形下，沙盘游戏本身就是一种工具，能够澄清这一过程背后的心理机制。

有一个被督导者抱怨说有一个来访者很难应对，当来访者缺席了一次治疗面谈时，觉得大松了一口气。在几次治疗中，她对来访者感到压抑，还有点紧张，这个来访者是在学术界很有声望的人。据她后来说，每次她在治疗这个来访者前，她总会去清洗工作室的窗帘，整理工作室的装饰，然而在她的意识中并没有这些计划，可以解释这些感受。

在这个个案中，沙盘是最能表达被督导者与来访者之间的冲突的地方（见图 9 - 2）。

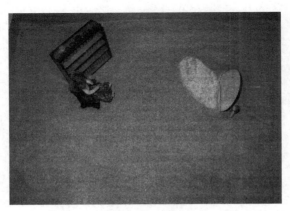

图 9 - 2　一位女性被督导者的沙盘

这个沙盘场景显示的是被督导者把自己认同为一个躲在镜子后面的小女孩，而那个强势的来访者则坐在一张巨大的舒适的椅子上。在看她自己的沙盘场景时，被督导者感觉自己就像一个在奶奶级的老师面前的惊恐的小女孩，这是她的一段儿时回忆。发现自己在来访者面前感到自卑的同时，被督导者也发现了来访者的权威和抑制模式（inhibiting pattern），她抱怨自己感到孤独、抑郁。在这个个案中，由于来访者和督导师年龄相仿，督导过程对于被督导者而言简直是一种折磨，她甚至开始考虑换工作了。针对这些与父母相关的情结做工作，对于被督导者继续其专业工作至关重要。

在观察督导面谈中所发生的事情时，我们通常会看到它们是千差万别的。有些时候是针对被督导者的过程的，有些时候则是针对来访者的过程的。在督导过程中使用沙盘游戏，能够使被督导者聚焦于自己的冲突、困难以及对来访者的感觉，毫无疑问这是能带来重大转变的创新方式。

参考文献

Amann，R.（2004）. On resonance. In E. P. Zoya（Ed.），*Sandplay thera-py：Treatment of psychopathologies*. Zurich，Switzerland：Daimon Verlag.

Knight，J.（2003）. Reflections on the therapist-supervisor relationship. In. J. Wiener，R. Mizen，& J. Duckham（Eds.），*Supervising and being supervised*. New York：Palgrave Macmillan.

Ramos，D.（2004）. *The psyche of the body*. London：Routledge & Kegan Paul.

沙盘游戏治疗的督导

第十章　督导中的关系场

玛丽亚·埃伦·基亚亚

在治疗的过程中，许多因素，包括意识的、无意识的，言语的、非言语的，都会影响到发生在治疗师和来访者之间的复杂心理动力机制。这种复杂的关系动力机制也被称为**关系场**。这个场受治疗师与来访者之间的关系的影响，也受双方在治疗之外的早期以及当前的关系场的影响，如家庭的关系、文化的关系等。在督导过程中，所有这些关系动力场，以及在督导中所创建的关系场，都要牢记在心。更为复杂的是，在这所有的关系的背后，是一个巨大的、多维的、如海洋一样浩瀚的互相连接的关系网络，包括治疗师、来访者和督导师个人的、文化的、集体的心灵的方方面面，以及所有相互影响的意义场。

场、三位一体（triads）与平行过程

治疗师与来访者之间的关系场被内森·施瓦茨（Nathan Schwartz）称为**互动场**（interactive field）（Jacoby，1995），被史托楼罗和阿特伍德（Stolorow & Atwood，1992）称为**主体间性场**（intersubjective field），而基亚亚（Chiaia，1997）和格兰德（Grand，1999）则称之为**超个人场**（transindividual field）。在分析心理学的文献中，场的概念出自荣格在描述心理治疗中出现的动态互动（dynamic interaction）。在荣格分析心理学与沙盘游戏治疗的文献中，它被用来描述分析中的两人以及他们之间所发生的所有意识的或无意识的过程。在《移情心理学》（*The Psychology of the Transference*，1966）一书中，荣格生动地论述了治疗或分析中的治疗师和来访者这一对，他把治疗师和来访者个人的和人际的意识及无意识描述为在一个容器中的互动，在这一容器中，有许多不同的炼金术过程影响了分析中的两人。这个定义把移情和反移情作为谨慎的、分离的实体之间的互动这一概念进行了拓展，认为它们是一套更大更复杂的互动方式，涵盖在关系场当中。在这一套关键的互动方式中，有一个方面就是共同移情，即由治疗师或来访者产生的一种"与……有同感"（a feeling with）或

"同时产生的相互感受"（inter-feelings）（Bradway，1991），然后又在两人之间互相产生作用。然而在督导中，当督导师与治疗师会面来讨论并试图创建关于治疗师-来访者的关系场的意义时，他们也创建了另外一个关系场。在进行督导的时候，这两种意义场会产生交互作用，但是还有很多其他的意义场也会进入任何一次的督导面谈当中，我将在本章讨论。

　　精神分析学的文献还有另外两个概念描述场的动力机制，对我们讨论督导也很重要，即三位一体的概念与平行过程的现象。有人把督导过程叫作"三元系统"（triadic system；Wolkenfeld，1990），因为第三者（即被督导者的来访者）总是在场，并且是所有督导的基础所在。在这个三元系统里，平行过程不可避免会发生。根据沃肯费尔德（Wolkenfeld）的观点，"平行过程现象涉及一个多向的表征系统，其中重大的心理事件，包括发生在其中某一个二元情境（如心理分析或督导）中的复杂行为模式、情感以及冲突，都会在另一个二元情境中发生"（p. 96）。因此，在来访者-治疗师关系场中发生的情况，也可能会在督导关系中发生，反之亦然。不管是进行个人督导或团体督导，我们都可以将三元系统视为另一个更大的场的另一方面，其中正在发生平行过程。平行过程可能在以下任一或所有关系中开始并/或同时反射：治疗师-来访者、督导师-治疗师、机构-督导师、研究院-督导师或督导师-督导师。

交叉场的范例

　　举一个我在进行心理分析培训时，培训机构和督导师如何影响我和我的来访者的例子。它能够阐释平行过程的多向性与无意识的神秘运动。正如沃肯费尔德（Wolkenfeld，1990）所说："我们，作为督导师，在遭遇平行重演时感受到的神秘莫测感，正是在提示我们无意识是不会顾及时间、地点和资历的。"（p. 108）

　　在成为荣格心理分析师的最后阶段，候选人要深度研究一个案例，这个案例由两位分析师督导。最后由代表荣格研究院认证委员会，随后还有一个包括来自更大的荣格社团的代表组成的认证理事会对案例进行评估。在最后六个月，就在我撰写我关于来访者与我们的八年分析的毕业论文的时候，发生了以下情况：

　　　　来访者在约定的面谈时间到来，提出要做沙盘游戏。她在沙中创建了一个场景，以表达我们的分析工作中当前的主要领域。在沙盘的中心是两个处在冲突中的人物，代表了她的某一情结的核心。在这两人的周围有一圈来帮忙的人，是见证、帮助与支持她的心理分析工作的心灵部分的拟人化。这个沙盘表达了她对我们一起工作的过程的体验，同时也具有一种平静和解脱的性质，这也是最近在我们之间产生的——是她工作进步的一个方面。她停下来，大声说出了我刚才描述的情景，然后返回到沙具架。她环视一圈，然后拿了一个抽着烟斗的弗洛伊德的沙具，这是我一个同为荣格心理分析师候选人的同事送给我的（我没有荣格的沙具）。回到沙盘后，她在原来的沙盘场景的左边做了一座小山，把这个人物沙具放到山顶。她热切地说："这是弗洛伊德——不，是荣格，他在俯瞰我们的工作。"我对她的言语感到十分惊讶，因为她"并不知道"我将把她作为我获得荣格心理分析师资格的最终个案。我在参加分析师培训项目之前她就已经转介到我这里来接受心理治疗了。

我之所以选她，而不是其他的来访者作为我的最终个案，源于我和她是如何对聚焦的、评价性的"督导"这一持续不断的干扰做出回应的。我关注她的梦境、我的梦境，以及出现在共同移情中的模式、情感与冲突，从而对心理事件进行监控。我确信我和她都没有把督导工作视为负面的干扰，而是一种有帮助的行为。然而，我也会对国际分析心理学会的培训委员会和两位督导老师的详细考查感到担心，我知道这对我们的治疗关系也会有影响。我的来访者把弗洛伊德/荣格放到沙盘中的山上，并说荣格在俯瞰我们的工作，她是想让我知道她的心灵"知道"我们之间正在发生的事情，而且那是有益的。因我接受培训而产生的关系已然进入我们的工作空间，而且，很幸运地，"帮助"了她以及我们的关系。我从围绕在冲突中的两个人周边的同盟身上看到了这种帮助。这些同盟包括灵性的人物和神，表明她自性中涌现出的有助益的部分得到了巩固。这个沙盘也映照并具体地描绘了我与培训委员会的工作的感受。在挣扎着的、被评判的分析中的双方的四周，充满了帮助的力量：多重的关系场，现在我把它体验为一种同盟。

可以想象，这个沙盘让我大感宽慰，充满了感激之情，因为它正好是在我最终面对认证委员会之前创造出来的。这充分肯定了我们的工作，也有助于我与认证委员会之间产生积极的体验。这个例子很好地阐述了多层关系场之间的相互影响，包括来访者、我自己、我的主管分析师、我的分析师、培训机构以及更大的荣格社团。

多重意义场

在沙盘游戏中，我们要考虑治疗师收藏的成套沙具以及众多使用沙具的来访者所产生的关系场以及意义的多重水平。不像其他的表达性艺术治疗师，沙盘游戏治疗师收集各种沙具，有生命的、无生命的，包括：贝壳、浮木、羽毛、骨头、牙齿、岩石、石头、树叶、花瓣、树枝、玻璃碎片、金属、塑料等。所有这些物品都是治疗师精挑细选的，而且都有其各自的意义，可能来源于世界各地的文化故事或神话传说、自然历史、童话故事等。

许多收藏也包括治疗师自己制作的物品，有时是来访者做了送给治疗师的。所有这些属于治疗师的物品都有着与之相关的丰富多样的、具体的意义、情感与故事。有些来自治疗师，还有一些，也许治疗师自己都不知道，来自物品本身。然后，来访者在反复使用这些物品的过程中，其意义、情感和故事得以增长、扩展和深化，逐渐有了它们自己的生命。经过一段时间，这些收藏品都具有了与治疗师、物品本身以及所有用过这些物品的来访者息息相关的丰富情感和意义。

意义场另一个值得考虑的方面是成为一位认证的沙盘游戏治疗师意味着什么。它包括卡尔夫学派和荣格学派的理论与实践，也包括历史与文化中的象征意义的研究，贯穿宗教、神话、童话、艺术与自然。这些研究领域有助于学生理解无意识的语言，并创建一幅关乎心灵与心理过程的更深层次、更复杂的图景。然而，我们必须要考虑每位治疗师与督导师自己的种族、文化、历史以及个人的经历，对来访者也一样。这些多重因素为相互影响的意义场增加了另外一重水平。对沙盘意象或系列沙盘的理解，鉴于其文化差异，须涵盖治疗师和督导师的所学所知，以及他们如何把握这些知识。金布尔斯（Kimbles，2000）和卡皮托罗（Capitolo，2004）在他们的著作中分别论述过文化情结和种族无意识（racial unconscious）与沙盘游戏治疗的关系。

在研究沙盘时，我们需要考虑以下几个互相影响的因素：意象的原型意义、来访者与督导师的文化视角、沙具之间的关系、治疗师与督导师的知识体系、治疗师收藏的沙具库的独特性，以及治疗师对这些象征意义的意识和无意识的理解。

倾听与共情调谐（emphatic attunement）的重要性

我想强调的是，任何沙盘游戏的意象都是心理内部的与人际的体验，是多种关系场和意义场的相互作用的表达。当我们研究某个沙盘游戏的意象或过程（即一段时间内创建的系列意象）时，我们就会看到创建和描述沙盘游戏时所体验到的复杂性。怎么去教授或演示一种倾听的方法，能够重视并尊重这种复杂性，同时能够帮助被督导者成为一个能与来访者产生

沙盘游戏治疗的督导

"共鸣"的"乐器"？共情调谐就是用于投入这些相互作用的意义场的重要工具。在研究沙盘游戏的意象时，我通常先请被督导者和我一起来关注这个沙盘激发了什么。我鼓励被督导者表达他们的任何情感、意象、身体感觉以及想法，以便我们投入三元系统中，相信平行重现的发生。我是通过以身作则来演示倾听，并体验与来访者的共情调谐，由此进行督导的。

下面举例来说明我是如何教被督导者学会倾听的。在一次团体督导活动中，一位被督导者展示了一个非裔美国男孩的沙盘。沙盘场景中展示了成群摆放的罗马和希腊的神。一个棕色的小男孩低头坐着，从远处看着这一群群的神。静静地看完这个沙盘后，团体成员产生了以下联想。小男孩看起来很悲伤、孤独；而那些神看起来却很快乐，在分组上也显示出一种美感和欢乐。然后其中一个成员开始讲述这些奥林匹斯山诸神的智慧和天赋的故事，而小男孩可能会拥有这些智慧与天赋。我们都参与到希腊和罗马神话故事产生的联想中来。我和其中一位女士开始为那个小男孩感到难过。当我们跟随着这些悲伤的、不舒服的感受的时候，治疗师开始给我们讲述小男孩的学习情况。他上了一所精英学院的预科班，正在努力适应环境、跟上学习。此时，我们需要从个人的、文化的角度去理解小男孩在做这个沙盘时的心境。

通过这种倾听方式，我们可以了解文化无意识以及它是怎样影响小男孩的。作为一群几乎全是白人的治疗师，如果我们跳过感受这一步骤，直接从神话和故事的集体无意识的角度去扩充分析，我们几乎错过了文化无意识所要表达的内容。当我们带着共情去倾听沙盘时，我们才开始感受到这个非裔美国小男孩的孤独与痛苦，他上的是一所白人学校，见的是一位白人治疗师。西方的神话故事当然可以为孩子提供些什么，但是我们也能听到文化的问题以及它们如何影响个人的情况。这种聚焦于共情调谐和"感受沙盘"的做法能帮助被督导者把与小男孩的工作以及在共同移情中所发生的情况带入意识当中。当被督导者把这种觉察带到与小男孩的关系当中时，沙盘也开始发生变化了。就在督导的那一年晚些时候，我们看到非洲人物的沙具与罗马-希腊人的沙具在打架，后来的沙盘游戏又显示非洲的与希腊-罗马的神在**一起**庆祝。在这种斗争与整合的过程中，督导团体的成员都看到并体验到了来访者心灵内在的、整合了他的非洲与美洲之根的治愈，以及在与白人治疗师之间的关系上的人际方面的治愈。这时，他在学校的表现也越来越好了。

请注意在描述督导时所使用的音乐术语：当我们把自己调节到所有这些相互作用的意义场产生的声音、波段、节奏、回响等状态时，我们就是在倾听、引导与共鸣。我们要以身作则，向被督导者演示这种倾听方式，能够带着对模糊、不确定或不知道的接纳来反省与沉思。保持沉思的空间是沙盘游戏督导的一个关键部分，能够让被督导者学会对心灵与无意识保持尊重的态度，并有助于新兴意义的涌现。这种对待被督导者的方式，能鼓励他们解决对督导师理想化的移情及畏惧，以使他们最终成为无意识过程的精密调音器，能够调和来访者和治疗师之间引发的多重意义。

沟通无意识动力

让我们假定，治疗师已经具有了倾听自己的来访者、感知他们之间的无意识动力的能力。我们都知道，对于督导师，以及接受督导的治疗师而言，与督导师沟通无意识的动力是非常微妙的。沃肯费尔德（Wolkenfeld，1990，p. 108）曾说过："我们的被督导者……观察到的更多，而能用言语表达出来的则少得多。"在沙盘游戏中，我们有一个意象，能够在治疗、督导与教学中为我们提供非言语的沟通方式。这个意象可能是有益的，但也可能是一种干扰。有益之处在于意象有着它自己的语言，如果在用言语说出我们看到了什么之前，能让意象自己先"说话"，我们就能获得更多的信息。

干扰在于人们如果还没有学会"阅读"意象的语言，他们会对于不知道而感到不安，倾向于把言语的概念和观点强加到意象之上。他们不会给机会让意象自己"说话"，因此也体验不到来访者努力想要说的是什么。如果被督导者关于意象，先从内心沉思一下，也许就能学会意象的语言。

接下来的任务就是把意象在我们内心激发的非言语的理解与意义，用词语表达出来。我让被督导者先从描述情感、感觉和意象开始，之后再扩充到神话故事、童话、概念和理论。只有在让被督导者进行联想之后，我才开始鼓励他（他们）慢慢地、小心谨慎地进行扩充和理论阐述，以便创建一个具有多重意义场的拼图。当我和被督导者都投入这些相互作用的意义场时，涌现的意义也许就会出现。也就是说，新的意义涌现，心理理解的模式就能出现。仔细关注这个过程，有助于沟通治疗师和来访者正在经历什么，以及沙盘游戏中正在体验或表达什么。雅各比（Jacoby，1995）说过："候选分析师很难从病人/分析师的关系场中转移到他们与督导师的互动关系场来。"（p. 82）在沙盘游戏督导领域也同样如此。不过，如果我们能运用沉思、反省与共情调谐，让意象以非言语的方式与我们说话，就能促进投入相互作用的意义场的过程，也有助于理解来访者试图以非言语

沙盘游戏治疗的督导

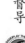

的方式来表达的内容。

下面用一个简单的、甜蜜的故事为例来说明督导面谈中的平行过程、相互作用的意义场与涌现的意义。

我和一个被督导者正在观看一个 5 岁女孩创建的一系列的沙盘。最初的几次沙盘感觉有些混乱无序，我们带着这种感觉坐在那里。我们反省了沙盘中缺乏容纳与抱持。有些沙盘里既有野生动物，也有家养的动物，但往往都是孤单的、受伤的。这些沙盘让人感觉迷茫、悲伤。

在几次督导面谈中，被督导者总是找不到她的笔记和沙盘游戏的意象，也不能把那些沙盘图片按次序整理好。我对她感到有些泄气，她对我的缺乏耐心也感到很厌烦。就在我们一起思考有可能发生了些什么时，被督导者想起了在几次对女孩的父母的治疗面谈中充满了憎恶和敌意。被督导者还说那个小女孩在玩沙子的时候很生气、很冲动，"伤害"或"杀死了一些动物"，这让她很灰心、难过。被督导者对小女孩的父母也很失望，甚至考虑要不要继续对他们进行治疗。他们总是质疑治疗的价值，有时候甚至在安排的约见时间根本不露面。

我们一起开始理解了那个小女孩感受到的迷茫与愤怒，而我对治疗师也变得更有耐心。治疗师也变得更温和，更能关爱这个小女孩了。她与小女孩的父母做工作，帮助他们认识到他们生气的话语和行为对小女孩有多大的影响，教他们在女儿面前要控制自己的情感。治疗师也非常珍惜小女孩的时间，让她的父母变得更遵守对治疗的日程安排。几个月之后，沙盘开始发生变化了。小女孩现在可以创建出动物家庭的场景了，尤其是猫和狗，它们都在山洞里或其他自然的避难所里安然无恙。我和被督导者都明白，在治疗中的这个时刻，她和来访者之间已经联结在一起了。

小女孩在沙盘中使用了动物沙具，尤其是一只狗，让治疗师很感动，因为那是她养了多年的狗死了之后，别人送给她的一个礼物（这个沙具看起来像她的狗）。而且，多年前，治疗师还写过一篇关于动物，尤其是狗的意义与重要性的论文。动物和狗在我个人的治愈历程中也起了很重要的作用。所有这一切使得被督导者和我产生了深层的联结，我们都能信任与小女孩的工作的过程，也能信任我们之间的工作。

在这个案例中我们看到了多重相互作用的意义场是如何影响督导过程

的。首先，迷茫与愤怒，导致在每个关系场中都产生了混乱和缺乏联结的状况：父母和孩子、治疗师和来访者、督导师和被督导者。后来，通过动物，尤其是狗，在治疗师-来访者以及督导师-治疗师的关系场中建立起了更深层次的理解与联结。狗的多种意义在我们共同参与以及分别参与的多重意义场中引起了反响和共鸣。对治疗师很重要的那只特别的狗的使用，加深了共同移情的情感与联结。保持开放的态度，允许所有这些情感和意义都进入督导中来是极为必要的，因为它们会继续在所有的关系场中引起反响并对治疗师-来访者的关系产生重要的影响。

　　总之，在督导中需要培养的重要品质是共情、沉思和想象。这些品质能够让我们学会倾听无意识，鼓励关系场及其所有相互作用的意义涌现。我教我的学生一定要尊重、抱持我们无知的领域。终身学习很重要，但是最重要的是保持我们内心的开放态度，在我们的一生中，在我们所有的关系当中，我们的内心都在坚持不懈地努力表达自己。

参考文献

Bradway，K. (1991). Transference and countertransference in sandplay therapy, *Journal of Sandplay Therapy*, 1, 25-43.

Capitolo，M. (2004). The inter/interpersonal racial unconscious, *Journal of Sandplay Therapy*, 13, 117-129.

Chiaia，M. E. (1997). *Imagination in dialogue*. Ann Arbor, MI：UMI Dissertation Services.

Grand，I. (1999). *Collaboration and creativity*. Ann Arbor, MI：UMI Dissertation Services.

Jacoby，M. (1995). Supervision and the interactive field. In P. Kluger (Ed.), *Jungian perspectives on clinical supervision*. Einsiedeln, Switzerland：Daimon.

Jung，C. G. (1966). *The psychology of the transference*, vol. 16. *Collected works of C. G. Jung*. Princeton, NJ：Princeton University Press.

Kimbles，S. (2000). The cultural complex and the myth of invisibility. In T. Singer (Ed.), *The vision thing：Myth, politics, and psyche in the world* (pp. 157-169). London & New York：Routledge.

Stolorow，R. D., & Atwood, G. E. (1992). *Contexts of being：The intersubjective foundations of psychological life*. Hillsdale, NJ：Analytic Press.

沙盘游戏治疗的督导

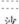

Wolkenfeld, F. (1990). The parallel process phenomenon revisited: Some
additional thoughts about the supervisory process. In R. C. Lane (ed.),
Psychoanalytic approaches to supervision (pp. 95 – 112). New York:
Brunner Mazel.

第四部分

转入跨文化的世界

第十一章 国际化、多语言、多元文化领域的治疗督导

茹思·安曼

作为一位荣格心理分析师和沙盘游戏治疗师，多年来我一直在世界各地多个国家从事心理分析、教学和督导工作。无论是在我们位于瑞士苏黎世的荣格研究院，还是在国外，我都会遇到一些非常独特的多语言、多元文化的问题。比如说，常常与我做分析的候选分析师不会说我的母语，只熟悉他们自己的文化。这些差异会带来很多挑战，也正是本章要讨论的内容。举例说明，我可能会督导一个意大利的受训者，而他的来访者是个意大利人，或者我的受训者是个澳大利亚人，他的来访者也是澳大利亚人。于是，在个人督导时，我说意大利语或英语，这都是我擅长的语言。然而，我还得记住我的被督导者和他的来访者的文化与我的瑞士文化背景是不同的，而且这些还算是比较容易的个案！

我在瑞士苏黎世荣格研究院还经常碰到更麻烦的情况。研究院有许多具有不同文化背景的学员。课程教学使用的正式语言是德语和英语，但是学员们来自不同的国家和文化——有时候多达30个。结果就是，有多种母语。有可能一个瑞士的分析师，比如我，从小会三种语言——德语、法语和意大利语——都是我们国家的正式语言（但是讲话和思考主要还是用德语），可能会督导一个说意大利语的学员，而他的来访者是一个土耳其人。被督导者和我可能会用意大利语交流，因为我们俩都能流利地说意大利语。可是，学员和他的来访者可能会用英语交流，这对他们两个人而言，都是外语，这就会带来很多问题。

还有一个例子。我督导过一个日本的临床治疗师，他的来访者是一个南非人。在这个案例中，我们三个人都说英语，但是文化和社会背景比前面的案例则更为复杂。

想象一下我们之间会有什么样的困难和复杂的情形出现！

在这种情况下，至关重要的一点是，临床治疗师要学会去理解来访者说出的和未说出的语言。也就是说，包括语言本身、来访者的肢体语言，以及他们的个人、社会以及文化背景等。同样，督导师也需要去理解和认同被督导者以及他们的来访者的语言和文化。理解尤其重要，因为督导师

不仅要跟踪并调查对来访者的治疗过程，还要帮助被督导者处理他在治疗过程中碰到的个人或专业的问题。

多语言、多文化的情形要求非常细致的、共情的工作方式，对我而言，这些工作确实压力大，而且令人耗竭。我们都必须记住，在督导的一个小时中实际上会涉及三种复杂的人格：（1）寻求专业帮助的来访者；（2）被督导者，既有自己的优势，也有个人的问题和情结，以及专业问题的个人；（3）督导者，不但掌控着被督导者的治疗工作的线索，还要把握好自己的个人问题和投射！不用说在这种情况下的督导工作对三方而言都是很不容易的。

但是督导也可能是一件回报良多的事情，因为它拓宽了所有参与者的心理和精神的领域，在他们之间形成了一种美好的跨文化的理解与觉察，他们能够理解并觉察其自身及他人的社会文化起源。人类的心灵，或者像我们荣格学派的人称灵魂为神秘物质（mysterium）的东西，远比我们想象的要宽广、深厚和古老。这为我们，作为督导者，在国际化、多元文化的背景下工作，并在人们之间建立密切的联系提供了绝好的机会。

督导还能让我们了解，不仅人类的意识包含许多不同的层次，从最为个人的到最为集体的，而且在个人无意识和集体无意识之间也存在着很有意思的文化无意识的层面。

甚至我们使用的沙盘游戏的沙具，也包含各种层次的意识和无意识意义：也许是个人的意义、原型的意义，抑或是文化的意义。日复一日，心理治疗师，尤其是沙盘游戏治疗师，在每一次的治疗面谈中都能学到一些新的东西。

在谈到沙盘游戏的方法时，我们经常说沙具的象征意义是一种通用的、原型的语言。我们认为沙具的象征意义是全世界都可以理解的，它们架构了通向不同文化和语言的桥梁。这个说法有一定的真实性，但也可能会误导人。只从沙具的原型意义层面去理解具有一定的片面性，因为我们可能会错过来访者与某一特定沙具相关的个人情感与情绪。而且，如果没有理解或误解了根植于来访者的社会文化背景的情绪，我们就会错过他的内心生活中很重要的一部分。

世界上具有相同意义的原型象征比我们通常所认为的要少得多。即便是有经验的治疗师也不能想当然地认为自己明白来访者使用某一沙具的动机何在——而被督导者就更不知道了。尤其是在与来自其他文化的来访者工作的时候，治疗师非常需要弄明白某个沙具对来访者而言意味着什么。温和地询问关于沙具的背景知识或请来访者告知与之相关的故事，的确是门艺术，特别对那些以象征为导向的治疗师来说，绝对是需要学习的一门艺术。督导师也必须教授这门艺术。对我来说，让被督导者学会在不打扰或不妨碍来访者的意识或无意识的能量流的情况下，询问他的感觉、情绪、情感与动机，这确实是很难，但又很重要的一部分。即使在很熟悉的文化情境当中，当我们按照我们自己的方式去理解来访者沙盘图片中的一头牛时，我们也可能会轻易地掉入纯粹的投射的陷阱当中。想象一下，当我们在其他大陆从事这项工作的时候，这个陷阱会有多深！尤其是宗教人物的意义，不同的人有不同的理解。如果我们觉得自己懂得他们的意义，那就有点自以为是了。这种态度会妨碍我们对来访者产生共情。对一个中国人而言，被钉在十字架上的耶稣的意义是什么？佛的沙具对瑞士人而言又意味着什么？许多的问题有待回答。

对督导师而言，还要观察许多其他的方面。沙盘游戏的方法不单包括在沙子中放置沙具。我们不说"**沙具游戏**"，而是说"**沙盘游戏**"。在那个时刻，由身体与沙子（物质、泥土）基本的接触而引发的感觉、情绪和思维，早已有了文化的界定。在某些文化当中，人们很少与泥土接触——他们认为泥土很脏——那么与沙子的接触就很难，而且会引起反感。而在有些文化当中，孩子们没有什么机会玩游戏，游戏会被视为浪费时间，因为他们教育的目标是学习成绩，这些年轻人在接触沙子，且最终被允许来玩沙盘游戏的时候，会哭泣，或开怀大笑。

因此，督导师必须让被督导者详细描述开始沙盘游戏治疗面谈时的情况："来访者是怎样接触沙子的？他在沙子中有什么样的动作？他表现出情绪或情感了吗？"通常被督导者只是展示沙盘治疗面谈结束时的沙盘场景的图片，他们没有想到沙盘游戏治疗是一个复杂的过程，是在一个特定的时间段里，包含运动、感觉、情绪、情感和反思的复杂过程，而最后的沙盘场景图片只是这一动态过程的最终静态结果。不管在哪儿督导，我们都要告诉被督导者，沙盘游戏治疗是一个动态的过程，不是只有那漂亮的、令人印象深刻的最后沙盘场景图片才重要。

我喜欢把沙盘游戏的过程比作一次朝圣之旅。朝圣者，即来访者，从一个小教堂走到另一个。在从一个地方到另一个地方漫游的过程中，来访者在日常生活中体验了许多事情，而在内在的生活中体验得更多。到达一个教堂时，他们会遇到一个人，即治疗师，这位治疗师与他们待在一起，用心关注着他们。然后他们会创建一个沙盘画面，一个意象，一半是意识的，一半是无意识的。我们可以称之为现状图（status quo），描述了他们在漫游的过程中所体验的和处理的事物。他们完成了这幅图，说出自己想要表达的话语之后，他们把画面留下，继续前行，领会之前的过程和体验。他们也会思考治疗师所说过的或未说出的信息。一会儿，他们又来到另一个教堂，因为他们现在又有了更多的外在的和内在的体验，因此与以前不一样了。他们再一次与治疗师会面，创建一个沙盘画面。于是这一过程得以持续。

然而，治疗师也会反思朝圣者所创建的沙盘以及他们一起讨论或默默交流的内容。治疗师试图理解并解构朝圣者有形的和无形的信息。这并不容易，因为他需要把自己的困惑和混乱，与来访者的神秘心灵、沙盘的创造以及或呈现或隐藏的信息区分开来。

治疗师也不时需要帮助，需要去见另一个人，即督导师；督导师并没有跟随朝圣者的朝圣之路。督导师并不认识朝圣者，也不想去直接影响他们的朝圣。其工作是帮助治疗师变得知识更渊博、技术更精湛。督导师首先希望听到治疗师讲述他和来访者的治疗面谈的体验和解释。其次，督导师会对来访者的沙盘图片的解释感兴趣，想要了解"来访者是谁？他来自哪里，生活故事是怎样的？是怎么接近沙子的？他做了什么？他说了什么？有什么没有说出但暗示出来的信息？有移情现象出现吗？受训者的反移情反应是什么？"

诸如此类。督导师还可以问一些问题，引出治疗师的投射以及无意识的个人或文化情结。

此外，督导师还需要了解来访者是在什么情境下创建其有形的、可以看见的沙盘画面的。只有当治疗师了解了来访者的个人、社会和文化背景以及其所经历的独特的个人与文化情结时，这些问题才可能会有答案。

许多文化含有隐蔽的社会与情绪上的自卑情结，它们可能会对治疗过程带来负面影响。社会自卑情结可能源于种族经历、肤色或一个国家的宗教或经济困难问题。然而，凭我的经验，整个文化都经历过的深远的战争创伤可能是最难处理的情结。

我还经常注意到另一种复杂的情形，不是文化方面的，而是专业方面的问题（也许我们可以称之为心理治疗师的文化）。有些年轻的、理想化的被督导者可能会悄悄滋生一种自大的幻想，幻想能治愈他们的来访者。或者，被督导者和来访者都对沙盘游戏治疗投射了一种近乎神奇的救赎般的希望。我在很多地方发现了这种现象，但主要是在那些荣格心理学或沙盘游戏治疗刚刚起步的国家。在这些投射与幻想的背后，是天真的态度或急于求成的现实主义。在后者的情形中，无意识不是被视为严肃的、有助益的伙伴，而是以表现为导向的意识的仆人甚至奴隶。

沙盘画面有可能被看作一次算命的体验，而治疗师就是算命先生。曾经有一个来自亚洲的年轻人给我看一幅她躲在房间角落里做的沙盘画面。"这是什么意思？"她问我，"告诉我它是什么意思。我想从我的无意识中得到答案。我的无意识必须指引我如何达到我的理想目标！"我无语了。

这样的年轻人离我们对沙盘游戏治疗的理解有多遥远啊！——离因参与深入的沙盘游戏过程而发展的内在方向感太遥远了。作为督导师，一件最困难同时投入多而回报少的事情就是教育被督导者，治疗不是一蹴而就的，而是慢慢展开的，像乌龟一样；而沙盘画面，不能强制性地揭示其意义。在所有的国家或文化当中，做好沙盘游戏培训最好的基础是全面了解荣格心理学（或其他的深度心理学），以及在创建自己的沙盘游戏时的个人体验。荣格学派的理论知识和沙盘游戏的个人体验提供了一张地毯，来自不同文化和语言背景的督导师与治疗师能够在它上面一起工作。

在与被督导者工作时我还注意到一种现象：在有些国家，意识与无意识之间的关系与我自己作为瑞士人的体验大不相同。即使在欧洲，也有很多不同之处。比如说，源自凯尔特人的意识，就不像希腊-罗马背景的人一样，与无意识之间的割裂那么明显。我在亚洲旅行并做督导工作的时候，发现在日本的文化当中，他们的意识自我与无意识的联系似乎比西方人更紧密。当然，这些问题都有待进一步观察和详细阐释，但是我觉得这个现象值得引起人们的关注，因为它会从根本上影响沙盘游戏过程中意识与无意识的对话。

多年来，我在苏黎世荣格研究院督导说意大利语的团体。我的意大利语说得很好，但是所有的学员同时开始说话时（这显然是他们的文化特征），我就无法跟上热烈的讨论了。最后，我不再试图从理性层面上去理解他们在说什么。相反，我转向另一种层面的理解，即从情绪和肢体语言的感知认识层面。那个团体的动力模式直接与我的内心、与我的身体说话，因此我能够理解那个团体潜在的情绪，如被压抑的攻击性，未区分的母性倾向等等。通常，我会捕捉被督导者的情绪与情感，以及团体对于呈报的个案的反应，我会更多地依赖这种潜意识的层面，而不是试图从理性层面去理解个案报告时呈现的所有细节和日期等。我发展了一种潜意识的、非理性的、情绪的与身体/直觉的理解方式。

在对来自其他的国家、持其他语言的团体做督导时，我也使用同样的心智水平降低（abaissement du niveau mental）的方法，但前提是我能够与团体成员建立起一种身体与情绪的共鸣。也就是说，他们的情绪生活及其表达形式（肢体语言）是我所熟悉的，且没有被过度压抑。如果我不懂他们的语言，需要翻译，或者如果我读不懂成员们的情绪，甚至其肢体语言都不能告诉我一点有关他们的信息，那么督导就变得异常困难。这时，也许就需要依靠直觉了——不过未经证实的直觉是很具有欺骗性的！我认为，在一个与自己的文化差异极大的国家，要做好心理治疗督导工作，是有很大的局限性的。

　　最后，在结束我针对多语言、多文化的被督导者及其来访者做督导的反思之际，我建议所有的临床治疗师都要尽可能多地了解世界各地的人——他们的神话、宗教、艺术、仪式、语言、历史，包括他们的幸福与痛苦等等！我们从他人身上了解的一切都能让我们更好地了解自己。

　　我的一个学生，从遥远的地方来到苏黎世荣格研究院，曾说道："我要在这个完全不同、很难适应的国家和文化中生活、痛苦，以便了解我自己的根源！"

沙盘游戏治疗的督导

第十二章　社区心理健康中心的
沙盘游戏督导

幸子·泷·里斯

引言

本章主要讨论针对低收入、种族多样化的来访者做工作的治疗师的督导。首先，我将以我对亚洲人和亚裔美国来访者的治疗经验为例引出这个话题。

1977 年我获得婚姻家庭治疗师的从业资格后，就开始在洛杉矶县心理健康门诊（Los Angeles County Mental Health Outpatient Clinic）上班，为亚裔美国人与太平洋岛民提供心理咨询服务。很快，我就痛苦地发现我在研究生院所获得的心理咨询技能与方法对这些来访者不太适用，他们中的大多数人不太善于语言表达。而且，他们比较喜欢有形的治疗，比如针灸，而不太能接受"谈话治疗"这种无形的过程。在这个诊所工作的七组双语、双文化的治疗师从他们的经验和研究中（Yamamoto，Lo，& Reece，1982）逐渐认识到，即便是针对亚洲人群体做工作，也或多或少存在差异，对治疗的期待也有所不同。

由于诊所的职员都是在美国接受培训的，都知道治疗是个长期的过程，所以当来访者来了几次就不来的时候，我们都认为我们是不是做错了什么。我们觉得自己很失败。而且，我们接受的教育理念是，来访者应该说出他们的想法和感受，如果不能的话，说明他们是阻抗的，或者是缺乏心理成熟度的（psychological sophistication）。我们发现这些先入为主的观念其实是有偏差的。我们意识到应该重新思考和修正我们所学到的关于对亚洲人、亚裔美国人以及太平洋岛民来访者进行心理治疗的工作方式。

当我向我的日本籍与日裔美国籍来访者介绍沙盘游戏治疗时，他们的回应都很好，也许是因为沙盘游戏是一个有形的过程，在这一过程中想法和感受都是可见的。尽管这些来访者的言语表达能力不如欧裔美籍来访者，但是通过沙盘游戏的表达，他们能够很轻松地谈论他们的记忆、现在以及对未来的担心——不需要治疗师的提示。沙盘游戏中呈现的意象与隐喻搭建了沟通语言障碍的桥梁，促进了自我披露，他们会敞开心扉，深度地谈论自己的生活故事。沙盘游戏情境中的这种坦诚表明，他们在袒露困扰自己的想法时，"忘记"了与之相关的文化的耻辱与羞耻感，至少在那一刻是如此。

休与森岛通夫（Sue & Morishima，1990）的报告显示，50%的亚裔美国籍来访者在使用心理健康服务时，出于各种原因在进行了一次治疗面谈之后就放弃了，而欧裔美国籍来访者中放弃的只有38%。放弃的主要原因包括"文化因素，如对心理健康问题感到羞耻或耻辱，认为从外部寻找帮助意味着家庭与自我的懦弱等，或者是因为找不到双语、双文化的治疗师"（pp. 33-34）。最近，休又发现："美国的少数族群数量以及从事族群研究的人员都增加了……对文化多样性问题的研究和培训越来越成为心理学不可或缺的一部分。"（引自 Rockwell，2001，p. 5）

督导设置：员工与来访者的多样化

在过去的 15 年里，我一直在洛杉矶南部的一个社区心理健康中心担任培训顾问，为多学科的职员们讲授沙盘游戏治疗与荣格学派儿童心理治疗课程，并为加州那些领取执照前的治疗师、执业临床社会工作（Licensed Clinical Social Work，LCSW）的会员，以及婚姻与家庭治疗（Marriage and Family Therapy，MFT）的实习生提供督导。

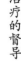

沙盘游戏治疗的督导

根据最近的人口数据，在这个诊所的服务区域，即洛杉矶南部的人口结构如下：西班牙裔美国人占 59.7%，非裔美国人占 34.7%，欧裔美国人占 2.7%，亚裔美国人占 1.4%。生活在贫困线以下的人占总人口的 31.5%。这个地区曾经是以非裔美国人为主的，过去十年由于急剧的人口变化，现在以拉美裔美国人为主了。根据相对需求指数（Index of Relative Need，1992）的数据，这个地区 39% 的儿童和 18 岁以下的青少年都生活在贫困线以下。该地区的特点是贫困、住房拥挤、失业率高、父母与青少年吸毒、涉嫌刑事犯罪，还伴随教育水平低下。

我们的来访者大多数具有内城区的社会经济背景。有的父母或监护人没受过良好的教育，只上过几年学。通常，他们都是新来的、合法或非法的移民。而治疗师和实习生大多数来自中层阶级，受过高等教育，他们必须克服与来访者之间的各种心理社会与文化的差距，努力适应以便建立起治疗同盟。一个主要的障碍是语言。我们没有足够的双语的、讲西班牙语的治疗师，因此在治疗面谈时只能依赖翻译。这对新手治疗师而言尤其有挫败感。许多治疗师也来自不同的民族和文化背景（欧洲、亚洲、南非等等）。当然，有一些在美国出生的治疗师也属于少数族群文化。只有为数不多的几个治疗师是欧裔美国人。

在遇到很棘手的治疗情况时，治疗师需要重新审视一下关于社会文化背景这些基本的问题，以便确认他们是否忽略了重要的因素。这位来访者来自何方，什么时候来的？他及其家人在家乡生活怎么样——到洛杉矶（或其他任何地方）后发生了什么变化？他们的宗教背景怎么样？然后治疗师探索他自己对于来访者的问题与背景的感受与理解，以便知道怎样更好地为他服务。针对少数族群的个体或家庭治疗要求使用所谓的多维方法（multidimensional approaches）。在费利克夫（Falicov，1995）对"多维"的定义里，文化被融入对家庭治疗的思考、教学与学习中。否则，我们无法为来访者提供服务。

医学模式设置下的沙盘游戏治疗

在医学模式设置下培训从事个体与家庭治疗的治疗师受到各种不同的约束。被督导者面临着在治疗计划与方法上的时间限制，这种时间上的限制会影响来访的频率等。另一种复杂的情况是需要确认诊断，来访者必须表现出有"医学上的需要"。因此，治疗的目标就会聚焦于症状的减轻，旨在可以看得到的认知以及行为的改变。还有各种日常的不规则事件也让人抓狂（如爽约、迟到、没有通知就带小孩前来等）。来访者通常没有改变的动机，他们往往花很长的时间才与治疗师建立起治疗同盟——这常令那些热切的、目标导向的年轻治疗师很有挫败感。

最后，还有相当比例的来访者是法院转介而来的，对这些人来说，治疗是强制性的。在这种情况下，治疗师在处理真正的问题之前，通常要花至少几次的面谈时间专门处理来访者对法院系统的阻抗与不信任。督导师需要创新性地鼓励被督导者去认识针对内城区的来访者做工作的过程中似乎有点阴暗的领域并做出新的发现。

临床督导师的角色

我认为临床督导师的责任是多方面的：（1）教授基本的临床知识，包括法律和伦理问题，以及适用于公共服务系统的细则；（2）指导被督导者运用一些与他们自己的独特个性及风格相匹配的临床及治疗方法；（3）支持被督导者的学习与专业同一性的发展。当然，除此之外，督导师还应保护来访者不会受到被督导者违反伦理准则或不专业的行为的伤害，防止任何不必要的治疗延误。

督导中沙盘游戏的使用

我发现沙盘游戏是一个强有力的工具，可用于教授、训练并支持被督导者的学习和发现过程。沙盘游戏的图片通常能告诉我们关于来访者-治疗师之间的关系、治疗师的共情与包容能力，以及被督导者对督导的运用等情况。尽管督导过程中的自我暴露可能会令被督导者忐忑不安，但如果牵涉到第三种因素——沙盘游戏的图片及随之而来的叙事——它就不会那么以自我为中心了。对督导师而言，沙盘游戏的图片能清晰地揭示来访者的病理情况与应对机制，从而为进一步了解其历史、现状以及未来的生活提供依据。有一个具体的沙盘模版，以此为基础为被督导者提供反馈信息，相当于外科医生在真实的手术情境下指导医科学生。通常情况下，心理学的督导师和学生都没有这样的视觉上直观的展示方法。沙盘游戏所提供的适于教学、指导的方法，同时为督导师和被督导者创建了一个体验式的、由一个个真实案例构成的教与学的环境。沙盘游戏极大地增进了督导关系，提高了督导的质量。

案例1：个体治疗

我们的门诊服务对象是儿童与青少年（5～18岁）及其家庭。彼得是一位欧裔美籍婚姻家庭实习治疗师，偏理性与哲学思维。他带着许多临床的问题来督导，很急切地想分享他的体验。我对他的印象是，他很难集中精力来关注来访者的情绪状态，倾向于说出自己的观点以避免关注来访者的情绪，或者有可能是避免关注他自己的情绪。我注意到他对我充满崇敬之心，把我理想化了。很有可能他是从他的亚洲武术培训经历中培养起这种风格的。我来自日本，他可能把这种传统也投射到我身上了。他的行事风格表明他对于情绪化的情景感到无所适从。我感觉应当等待，等到情况发生一些变化之后再温和地对他进行面质。

有一天，缓刑部门转介一位来访者给彼得。这是一个极度抑郁的16岁的西班牙裔男孩，他在面谈过程中不愿意说任何事情。我向彼得建议说沙盘游戏或许对这个孩子合适，因为他非常局促不安。彼得同意了。最后决定每次面谈时他们先言语交流半小时左右，其余时间则在沙盘游戏治疗室进行。一次这样安排的面谈结束之后，刚好我在附近，彼得很骄傲地给我看他的来访者做的沙盘（见图12-1）。整幅画面除了中间之外显得很空。

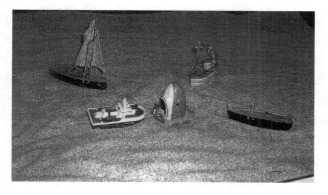

图 12-1 一个 16 岁男孩的沙盘

　　沙盘的中心是大鲨鱼,在那致命的血盆大口前面有一条小船。还有其他三条小船围成一圈,或朝向中心开动。彼得说:"我感谢他做了这个沙盘。他很安静。因此我们结束了这次治疗。"我问他:"你说什么了吗?"彼得回答说:"我说,'下周见。'"我为他对来访者的冷漠态度感到很担心。我说:"让我们来看看这里发生了什么!告诉我在看他玩游戏的时候你的反应。"我希望能了解到他最直接的反应。他说他感到很激动,因为来访者愿意参与到游戏当中,而且他还做了一个沙盘,这很不错。我回答道:"我们在这儿看到的是什么?这是他的内心世界。"由于沙盘中的动作都发生在中心位置,我猜想这与来访者的自我-自性关系有关。空间的象征提供了询问与探索的起点。"你说'下周见'。你确信他下周还会来吗?"彼得一脸茫然。我继续说:"从心理学或隐喻上来说,这艘小船正行驶在世界的中央,突然间,一只巨大的动物,大白鲨,浮出水面,出现在小船的前面。"彼得惊叫起来:"噢,不,这真是一场噩梦!"他解释说他的来访者做噩梦。彼得看起来很受震动。最后他终于明白沙盘画面的含义了。我补充说:"因此,他和你分享了他内心最大的恐惧,即直面他自己最黑暗的部分,吞噬性的黑暗自性(Dark Self)。他害怕那种绝望和愤怒会吞没他小小的自我,那艘船。"

　　如果治疗师和来访者能在"此时此地"共享移情体验,沙盘游戏治疗就会有效果。布莱德威把这种互动称为**共同移情**(Bradway & McCoard,1997)。它是基于母婴一体的体验,一种**神秘的参与**(participation mystique)。在这个案例中,彼得与他的来访者没有协调一致。他自己很难处理强烈的情感,而来访者也有这方面的问题。督导时必须把这种动力问题考虑进去。因为沙盘游戏的意象通常含有强烈的情绪和观念,治疗师需要与来访者发展一种特殊的关系,一种与非语言的沟通一致的、建立在日本人所说的直觉对直觉的、体现在身体层面的交流(Reece,1995)。

在接下来的那一周，当来访者再次来的时候，彼得松了一口气。在我们的督导面谈中，我们牢牢记住了来访者的心理冲突和恐惧——自我面临毁灭的危险时的恐惧。我还把这个沙盘的意象与希伯来《圣经》中的约拿（Jonah）和鲸鱼的故事联想起来，这是诠释自我-自性关系的最好的故事。然而，由于约拿是一位成年男子，而这个年轻的来访者还没有发展出同一性或自我的优势，我在我们的督导中并没有提到这个故事。

案例 2：家庭治疗

对一位新任治疗师而言，致力于家人团聚的家庭保护项目，是工作非常艰难的地方。鲍勃是我的一个新来的被督导者，我们已经有过几次督导面谈。他是个非裔美籍婚姻家庭实习生，也是一个音乐家。他被新的工作场所中的日常工作、个案处理以及其他诸如文书之类的工作弄得心力交瘁。除了聚焦于那些受到严重心理困扰的来访者和家庭的工作，他的督导时间成了承接他自己的所有困扰与焦虑的容器。在他不断发展自己的工作基础的学习历程中，我尽力支持他。

他的新任务是治疗一个有七位家庭成员的家庭：父母均为 40 多岁，两个十几岁的儿子住在家里，三个更小一些的孩子，包括一个女孩和两个男孩都在寄养家庭，因为母亲无法照顾他们（即儿童忽视）。治疗的目标是与三个小一点的孩子团聚。

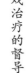

鲍勃在跟我介绍他与这个家庭的治疗过程时，他的双手晃来晃去，眼睛往上翻，似乎很恼火。重重地叹息一声后，鲍勃说那个父亲最近因为行为怪异被邻居发现报警后被送到了精神病院。根据父亲的说法，他是用手电筒在自家房子下面寻找入侵者（偏执狂?）！这个人几个月前出过一场车祸，自那以后他就一直有一些古怪的行为。鲍勃告诉我说，这个人的妻子对此的反应似乎是"回应内在的刺激"。我感到很困惑，身体也不舒服，似乎我必须稳住自己的心神。我立即明白了我的感受是一种"平行过程"的结果，它是指出现在治疗师-来访者二元关系中的心理动力模式反映到了督导师-被督导者的二元关系之上。我和鲍勃讨论这种现象，并安慰他说："或许你的困扰是受这个家庭的心理状态、心理场或反移情的影响。"然后我对他说："我需要了解他们作为个体和家人时的不同表现。"我问他是否有兴趣让这家人一起创建一个沙盘画面，并教给了他沙盘游戏治疗的一些基本方法。我的目的是让他找到一种方法，能够容纳这些混乱，并创建一个治疗的环境，同时保护他自己，作为一位新手治疗师，不至于受到混乱的家庭动力与病理模式的过度困扰。创建沙盘，会给鲍勃一定的时间去观察每个家庭成员的非言语行为，见证他们的病理及应对机制在沙盘游戏中的表达。作为督导师，我还可以通过沙盘游戏的照片以及他们的叙说，了解更多关于这个令人困惑的家庭的情况，从而可以更好地评估鲍勃与这个家庭的工作进展，而不是只是听他汇报他的面谈情况。

最初的几幅沙盘图片确实令人大开眼界，"震撼人心"，即使对我，一个经验丰富的沙盘游戏治疗师，老练的临床治疗师，也是如此。"难怪!"我惊叫道。我对这些照片的吃惊程度和反应让鲍勃松了一口气。我们俩都发现在他们的象征表达中，有一个核心的因素导致了家庭的问题。虽然那两个十几岁的男孩的沙盘画面是与年龄特征相符的，表现了正常范围的心理状况，但是父母的沙盘画面却包含了一些奇怪的、莫名其妙的特质。母亲在沙盘的中央放了一个正常大小的小娃娃，还有两匹大马。这些沙具的比例在整个空间显得很大。她还在沙盘的前方挂了一个空袋子。她为什么不用那些人物沙具呢？也许通过这个方式，她是在表达她对那三个在寄养家庭的孩子的强烈思念。

父亲的沙盘以中央为界分成两边，只在左边有一些物体（如房子、人等），右边完全是空的（见图 12-2）。他解释说家庭对他来说是最重要的，他希望有一栋大房子，能让他们全家人都住到一起。但他没有工作，无法养活他们。他有一个 18 个月大的婴儿，还有两个分别为 2 岁和 4 岁的孩子，两个十几岁的儿子，一个妻子，她可能又怀上第 6 个孩子了。

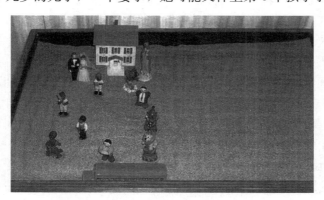

图 12-2　一位成年男性来访者的沙盘

我们给那位妻子做了转介，接受精神病学方面的会诊，然后我又咨询了一位神经病学家，这是一位了解沙盘游戏的荣格心理分析师，让他看看这个丈夫的沙盘图片是否体现了**单侧性忽视**（hemineglect）。单侧性忽视的表现通常出现在大脑受伤，如肿瘤、头部受伤等急性期。它的核心要素是忽略某一边的空间，如果伴随大脑右半球的机能障碍，通常是由大脑受伤引起的。我拿了几幅单侧性忽视的个案的沙盘图片进行比较。最后，我们发现来访者的沙盘有一半空缺并不是由于神经缺陷引起的，而是心理问题导致的，据此，我们制定了一个治疗方案。

在住房服务中心的帮助下，这家人得到了一套三居室的公寓，年幼的孩子都回到了父母身边。孩子们回家的时候，两个十几岁的儿子中的一个搬到他朋友那儿去住了。后来，我们认为他经历了他母亲的疯狂的行为变化，他搬出来也是为了自己的生活。鲍勃在继续他的家庭治疗的时候，发现那位母亲的沙盘图片显示有恶化的、精神病的混乱迹象。鲍勃告诉服务机构应立即给予她日常护理，并监护好在家的几个孩子。鲍勃还修改了他的治疗计划，通过直接的教育方法帮助那位父亲。

案例 3：儿童日间治疗项目

珍妮特是一位非裔美籍实习治疗师，在一个儿童日间治疗项目从事婚姻家庭治疗工作。她是一个外倾型的人，很可能属于 ESTJ 型（即外倾感觉思维型，很有决断力）。她聪明、善于表达、条理清晰，喜欢目标导向的认知行为干预方式。在初期，她很难面对她的来访者——孩子及其家庭——因为他们不听她的指令以及她安排好的治疗计划。可以说，她不能，也不知道该怎样改变方法。后来，一个 6 岁的男孩凯文，被转介到她那里。这是一个号称"不可能治好"的孩子，他踢人、打人、咬人，还满嘴脏话。每天当中凯文都要打几场架，大发脾气。

沙盘游戏治疗的督导

我建议珍妮特使用沙盘游戏治疗，她后来在督导中说："他玩起来就变了一个人。"那天，珍妮特留了凯文的两幅沙盘画面给我们在督导的时候讨论（通常我们是在孩子离开游戏室后，先拍下照片，然后拆掉现场，清理空间）。第一个沙盘的中央有一座城堡。可怕的大恐龙和龙正在入侵这个王国，所有的士兵和武士都被这些怪兽吃掉了。这是一幅奇妙的战争场景；每个怪兽嘴里都吃了一个人，整个城市都被毁了；怪兽看起来赢了。凯文一边玩游戏，一边呻吟叹息。接着他还想做另一个沙盘。他说这个与第一个不同，因为"人类在思考怎么打败这些怪兽"。凯文又在沙盘中央放了一个城堡，怪兽在周围漫游。他说："看，人们从四周包围上来并从背后攻击它们（怪兽）了。"看到他在沙盘中表演的剧本，我十分惊讶。他向我们展示了他的遭遇以及他是如何采取迂回的策略来对付敌人的。

通过意象与隐喻进行的交流

我要求儿童日间治疗项目的所有成员——心理健康工作人员（辅助专职人员）、个案工作者，以及治疗师——都来看他的作品。凯文的剧本告诉我们："如果你不想被怪兽吃掉，那就从后面包抄，攻击它们。"他的极端行为问题很长时间都没有好转。治疗师感到陷入僵局，他似乎只是在无尽地重复着之前的情形。但是他的游戏给我们指明了方向。每个层级的工作人员都能理解他的"游戏语言"，以及他的剧本中的意象与隐喻。我们探讨怎么处理他的情结，即攻击性的行为与绝望的情感。

所有的人从他的沙盘剧本中都得到这么一个清晰的信息："不要与他的怪兽正面冲突。"相反，他的剧本显示间接的、放松的、忽视的或温柔的、共情的方法可能是最有效的。

珍妮特继续向我报告凯文的沙盘游戏治疗过程，我们非常惊讶于他的新进展。有一次，凯文问他能否把沙盘中的沙子都弄走。治疗师回答说："你想怎么玩就怎么玩，只要你遵守三条规则，即：不能故意乱扔沙子；不得故意毁坏玩具；不能借（或偷）玩具。"于是凯文用一个杯子舀沙子，然后倒到另一个沙盘中。他一直默默地舀着，直到沙盘里一粒沙子也不剩。然后，他用一个刷子把沙盘的蓝色底面扫干净，在各处摆上几颗大理石。他说："这是天空。"接着就准备走了。在看他玩的时候，珍妮特体会到了一种"有生之年"从未有过的放松或遐想。她说："他在做（天空）的时候我什么也没做。我只是陪着他。"在下一次治疗的时候，他又以同样的方式，把沙子一杯杯从一个沙盘移到另一个沙盘中。他在空的沙盘的蓝色底部放上几颗石头，然后在另一个堆满了沙子的沙盘的右上角，放了一个圆形的物体。

沙盘游戏的工作对凯文的日常生活有怎样的影响呢？这对我们来说是个惊喜。他的问题行为得到了大大的改善——不再有恶性事件了。这次经历让珍妮特感到这个孩子不再像她之前想的那样是个无可救药的孩子了。

从荣格学派的视角来看这个个案

这个男孩的心理能量被困在原始的情感状态，日复一日，情感与行为极度失常。我们试图有意识地把他拉出来，但是没有成功。荣格（1953）曾描述过这种类型的停滞，发生于缺乏对立面的张力时："除非有对立面的张力存在，否则就不会有能量；因此有必要找到意识心理的态度的对立面……被压抑的内容必须变得意识化，以便产生对立的张力，否则无法前进。"（pp.53-54）

当这个孩子被允许到一个安全的地方玩游戏时，他可以自由地、随心所欲地玩。他内心的混乱在沙盘中被赋予了形状。他的内心世界是一个恐怖的地方，似乎王国和人类都被诅咒，必须灭亡。但是我们发现他还有健全的心智，可以构思出策略，向我们展示他是如何对付那些怪兽的，即他的原始情感。理解了他的这种心理状态之后，我们修改了治疗方法。在接下来的几次治疗面谈中，他的心理能量转到了对立的一端，安静的遐想，这样他便将他自己从可怕的情感中解脱出来了。就在安静的遐想当中，他开始向我们展现出神奇的时刻（mythic time）：朝阳和星空，日和夜。荣格（1959）是这样描述这种情形的：

> 象征化的过程（symbolic process）是**在意象中的体验，同时也是在体验意象**（experience in images and of images）。它的发展通常显示出一种反向转化（enantiodromian）的结构，就像《易经》的文本一样，因此呈现出消极与积极、失与得、黑暗与光明的律动。它一开始几乎无一例外以某个人被困在某一黑暗同盟或某种无法解脱的困境当中为特征。它的目标，广义地来说，就是启发或更高级的意识，通过这一途径，最初的困境得以在更高的水平上得到解决。（pp. 38-39）

这个孩子接触到了普遍秩序的律动，那是自性的展现。这种原型的秩序能调节或消灭原始的情感，为其世界带来稳定性。凯文的进步一直很稳定，直到他听说学校要在期末，即几周后，将他转到另一所非公办学校。他的行为又开始变得不稳定了，但是比过去好多了。

珍妮特感到自己也和他一起改变了，她体验到了内在的心灵治愈和情感调节。

这些体验怎样改变治疗师？

珍妮特说她现在感到很有信心，在治疗面谈中她可以不说任何话，只是静静地等待，并且学会了反思，而不是急于在面谈中一次性地把所有的事情都处理清楚。非言语的与静观其变的方法对她而言曾是陌生的领域，但现在在她的治疗技能资源库中，又多了一个非言语的方法了。在我们的督导当中，我观察到她的视角的变化。她变得善于倾听孩子，特别是能倾听孩子的家人的想法了，这在过去对她来说，简直是不可思议的。她也更加善于反思自己的内心感受与声音了。她把她与凯文工作的切身经历作为参照点，以便调整自己的治疗方案。她说："我获得了一种非常有用的隐喻语言，还有一个很好的范例，那就是只要我们提供一个足够安全的空间，心灵就可以自主工作突破困境。"通过深度的心理治疗方法，她还拓展了她的策略与表达能力。以此为基础，她作为心理治疗师的身份认同感更强了。

来自被督导者的反馈

我在写作本章的时候，收到了一些被督导者的反馈。我将他们的主要观点归纳如下：

1. 在培训初期，督导师的丰富经验可能让被督导者感到能力不够，不能胜任沙盘游戏治疗，或者说督导师可能会给被督导者带来新的恐惧。例如："我报告了一个来访者的个案，我认为他已经稳定了，可以结束治疗了。但是沙盘图片显示他可能还处在危机当中。我感到很恐慌，感觉自己如行走在针尖上，就连来访者也察觉到了我的变化。"这个治疗师有点完美主义倾向，因此这对她的自我意象来说是一个不小的打击。不久，她便通过自己的艰难努力克服了那种无助的感觉。

2. 沙盘游戏能够帮助治疗师呈现更多关于来访者的信息，这对督导师而言是帮助极大的。

3. 沙盘游戏能帮助被督导者了解来访者一些在治疗面谈时不一定表现出来的问题。例如："我介绍过一个 8 岁女孩的沙盘画面，上面是大量的黑暗和蛇。在督导时，督导师问我那个孩子是否被虐待过。我询问孩子的母亲后得知，这个来访者曾经被性虐待过。（注：当然，这是我刚刚开始做沙盘游戏的时候！）"

4. 沙盘游戏能让被督导者和督导师建立一种更密切的关系，让他们能对来访者的沙盘画面共情。例如："来访者悲剧性的或充满希望的，抑或感人的沙盘画面或故事能引起被督导者和督导师的共鸣，那可能就是来访者需要被听到的内心声音。"

5. 沙盘游戏的作用体现在很多方面：评估、治疗计划、重构治疗、来访者与治疗师的成长、建立来访者与治疗师以及被督导者与督导师之间的治疗关系。

最后的思考

1992 年，通过我的好朋友洛娜·贝纳尔多（Lorna Bernaldo）我很幸运地见到了约翰·格里菲思（John Griffith）博士，他一直致力于将荣格学派的沙盘游戏介绍到凯德伦（Kedren）心理健康中心。格里菲思博士和他的同事弗兰克·威廉姆斯（Frank Williams）博士、洛娜·贝纳尔多博士以及玛德莱因·瓦伦瑟瑞纳（Madalaine Valencerina）博士都支持我将荣格学派的沙盘游戏治疗作为住院儿童单位的基本治疗方式。通过在如此多样化和多维度的环境下做督导，我拥有绝佳的机会将我的沙盘游戏治疗介绍给来访者和治疗师。这样，沙盘游戏治疗在门诊服务处、家庭保护项目、儿童日间治疗项目以及学校卫星项目（satellite program）中都能实施。沙盘游戏强化了督导与督导关系。在每次督导时我都喜欢运用沙盘游戏进行探索与发现。

参考文献

Bradway，K.，& McCoard，B. (1997). *Sandplay: Silent workshop of the psyche*. New York : Routledge.

Falicov，C. J. (1995). Training to think culturally: multidimensional comparative framework, *Family Process*, *34*, 373–386.

Jung，G. C. (1953). *Two essays on analytical psychology* (trans. R. F. C. Hull). Princeton, NJ: Princeton University Press.

Jung，C. G. (1959). *The archetypes and the collective unconscious* (trans. R. F. C. Hull). Princeton, NJ: Princeton University Press.

Reece，S. T. (1995). Mound as a healing image, *Journal of Sandplay Therapy*, *4*, 14–31.

Rockwell，S. (2001). *Stanley Sue earns kudos for improving minority psyches*, available at www. dateline. Ucdavis. edu/042001/DL.

Sue，S.，& Morishima，J. K. (1990). *The mental health of Asian Americans* (4th edn). San Francisco, CA: Jossey-Bass.

Yamamoto，J.，Lo，S.，& Reece，S. (1982). Diagnostic interview schedule for Asian Americans, *American Journal of Psychiatry*, *139*, 1181–1184.

沙盘游戏治疗的督导

第十三章　中国学前教育中的
沙盘游戏治疗督导

高　岚

我第一次接触沙盘游戏治疗是在 1995 年，我赴瑞士苏黎世参加第十三届国际分析心理学大会（International Conference of Analytical Psychology），参加了一个由哈里特·S. 弗里德曼主讲的关于沙盘游戏治疗的工作坊。回到中国后我在家里设立了一个沙盘游戏治疗室，不久也在中国广州市的三家幼儿园设立了沙盘游戏治疗室。几年来，中国各地幼儿园和小学共设立了 38 个沙盘游戏治疗室。

中国学前教育的背景及相关沙盘治疗工作

在中国，一些两岁半到 6 岁的学前儿童通常每周 5 天都住在幼儿园。在这些寄宿制幼儿园，除了学习之外还有很多工作要做。其中的一项重要工作——也许是最重要的——就是关注儿童的身心健康发展。很多孩子会想家、想父母，因此感觉不开心。还有一些孩子不仅在应对分离方面有困难，而且在遵规守纪方面有困难。这些孩子中，还有一些孩子的父母是整天工作，无暇顾及他们。转到一个受约束的环境后，他们可能很难适应。除了这些分离焦虑问题，有些孩子还有一些特别的问题，如注意缺陷多动障碍（ADHD），以及其他的身体或心理上的问题。

由 5 位学习儿童心理学和学前教育的研究生与 6 位幼儿园老师组成的一个课题组，开展了一项题为"儿童心理教育"的项目，采用沙盘游戏来研究心理发展。我督导他们的研究工作与沙盘游戏实践。

对学前教育环境的沙盘游戏治疗的理解

我们首先学习沙盘游戏治疗的理论，然后将理论与学前教育的实践相结合。比如说，我们把多拉·卡尔夫（1991）所教授的"自由而受保护的空间"的概念与布莱德威和麦科德（Bradway & McCoard，1997）所提倡的安全与共情相结合。

当前中国的学前教育环境相对比较有限制性，不太开放。因此，当我们在幼儿园引进沙盘游戏治疗时，也引进了更多的自由，并试图为孩子们创造更健康的心理环境。有了自由而受保护的空间，沙盘游戏不仅是心理教育的一种方式，更是孩子们的治疗环境。

我们读过的关于沙盘游戏治疗的第一本书是茹思·安曼的（Ammann，2005）。她强调沙盘游戏治疗师需要全神贯注，具有创造性，且心理健康。这种清楚明晰的描述对我们的工作非常有帮助，因为这些特征对一个好的学前教育者来说也至关重要。

我是从我的老师哈里特·S.弗里德曼和瑞·罗杰斯·米切尔那儿认识到自由而受保护的空间的重要性以及它带来的疗效的。

带着对沙盘游戏治疗的这些基本的理解，我们开始了在学前教育中采用沙盘游戏治疗的研究。

个案讨论与反思

刚开始我们的工作是"没有治疗的沙盘游戏"，即用沙盘游戏作为心理教育的一种方式。然而在工作当中，沙盘游戏的治疗效果依然很明显。我们研究小组每周召开一次个案讨论会。以下是一个典型的案例。

来访者"山姆"是一个四岁半的男孩，号称幼儿园最难管的孩子（这个幼儿园里大约有800个孩子，每周在幼儿园住4～5个晚上）。他攻击性非常强，经常咬伤其他的孩子。每次老师纠正他的问题，他就一个人躲在一旁，不去参加当天的活动。他似乎总想逃离幼儿园。

山姆是家里的第一个孩子。在他3岁的时候，他妈妈生下了他弟弟。由于计划生育政策是中国的基本国策，他妈妈就把他送到乡下去住。由于与父母分离，他整天哭，三个月后就生病了。自那之后，妈妈把他送到了幼儿园。我们对他进行沙盘游戏工作的时候，是他在幼儿园的第二年。他的老师对他妈妈说他需要进行"沙盘游戏心理治疗"。她同意让儿子参与这个活动。

山姆一进到沙盘游戏治疗室就自发地开始玩沙盘。课题组中的一位研究生担任治疗师，坐在沙盘的右边。山姆先是玩了几分钟的沙子，然后他做了下面的初始沙盘（见图13-1）。照片是从沙盘的前方，即山姆操作的地方拍的。

他在沙盘的右方放了两片灌木丛，其中有一丛开了两朵小花。在左上方的角落有一座翻了的桥，一辆车侧翻，一个卡通模样的小男孩侧身躺在那儿。他摆沙盘的整个过程大约持续了15分钟。就在他离开时，山姆把他

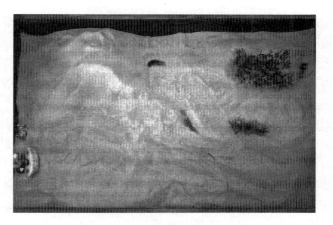

图 13 - 1　山姆的第一个沙盘

的双手放进沙子里，留下自己的印记。

　　我们在团体督导中看山姆的初始沙盘的时候，都感觉到了他正在经历的困难。沙盘中大部分都是空荡荡的，似乎反映了山姆在学校的情形：他不能参加活动，得不到信任，并表现出退缩。左边的三个沙具（桥梁、小车与卡通娃娃）都翻了，反映了受伤的主题（Mitchell & Friedman，2003）。然而，与此同时，我们也从绿色的灌木丛中的两朵小花中看到并感觉到了一些积极的表达。因此，在靠近治疗师的地方，两片绿色的灌木丛表示积极的移情。同时，受伤的左边（代表过去）与积极的右边（代表现在与将来）显然是隔离开的。我们很想知道他是否能想办法将两边连接起来。

　　治疗师每周与山姆工作一次，每次40分钟。在第二个沙盘中，山姆用了与上次同样的车，在几乎同样的地方侧翻。他还挑选了许多的交通信号灯与路标，以及许多栅栏和两个护栏等。他在沙盘的上下两边都放置了栅栏（见图13 - 2）。

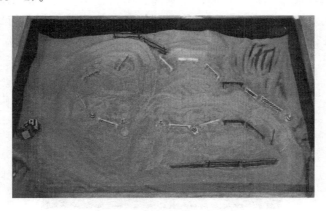

图 13 - 2　山姆的第二个沙盘

我们在团体督导中观察这个沙盘时，第一感觉是山姆的车要跑起来，会遭遇重重艰难与险阻。但是这究竟意味着什么呢？山姆希望通过沙盘告诉我们什么呢？我们认为这个沙盘画面生动地反映了他在幼儿园遇到的问题。对山姆来说，去到幼儿园的路是崎岖不平、充满困难和危险的，他还需要构建更多的设施。

我们把这个沙盘和他的第一个沙盘相对比，第一个的左边空了一大片，而在这个沙盘中，他已经开始在小心谨慎地动起来了。沙盘提示我们，对他而言这个开始有多艰难和危险。

第三个沙盘山姆用的还是同样的沙具：交通信号灯与路标，还有一些护栏。他在沙盘左边加了一点水（甚至把用过的杯子都放在那儿），然后把他第一次用过的绿色灌木在左边栽了一些，同时在右边又添了一些绿色植物和花朵（见图13-3）。

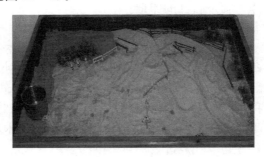

图13-3　山姆的第三个沙盘

这个沙盘和前面两个相比，现在我们可以看到他的进步了。山姆正在努力地寻找出路和解决办法。

第四个沙盘很简单，但是很有意义。首先，沙盘中的地面平坦光滑。其次，沙盘看起来结构更合理、更平衡。山姆在学校的生活也渐渐发生了变化：不再那么困难和危险了，他也开始和其他同学一起参与到日常活动中（见图13-4）。

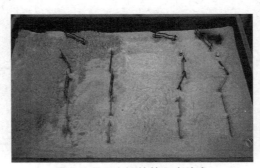

图13-4　山姆的第四个沙盘

在第五个沙盘中，山姆依然使用和之前几乎相同的沙具。很明显，他还是需要保护与自由的表达。在沙盘的右边放了更多的绿色植物和花朵，一个小小的变化——左下角绿色的花——似乎有重要意义。他在做第三个沙盘的时候给这个地方浇过水，现在长出了绿色的草和花（见图13-5）。

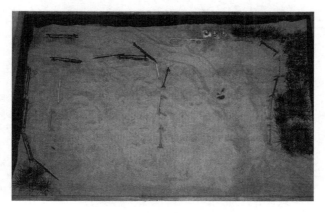

图13-5　山姆的第五个沙盘

山姆的第六个沙盘有了很好的结构、形状与平衡感。在沙盘的左右两边，他使用的交通路牌的数量一模一样，沙盘中央的结构也很好。一个重要的变化是，在第一个沙盘中侧翻的桥，现在被扶正并保持平衡了（见图13-6）。

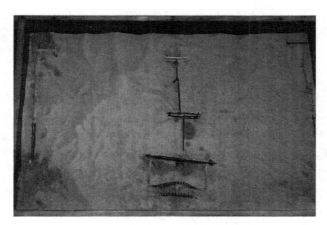

图13-6　山姆的第六个沙盘

山姆的最后一个沙盘是最让人感动的。在学期结束前三周，山姆知道他不能再玩沙盘游戏了，于是，经历了三个月的沙盘游戏治疗之后，他做出了他的结束沙盘（见图13-7）。

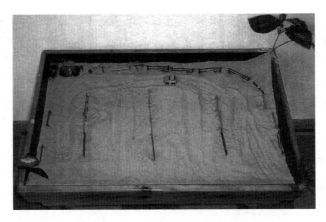

图 13 - 7　山姆的最后一个沙盘

　　山姆在沙盘中创造了一个受保护的空间。在平坦光滑的地面上，汽车可以自由行驶。山姆似乎很为自己感到自豪，因为他在左上角插了一面旗子，在四个角落都摆了一些花。

　　与初始沙盘和第二个沙盘相比，这是一个很大的变化。我们都被山姆的沙盘感动了。怎么理解发生的重大改变呢？是什么促成了治愈的效果？这些都是我们在督导过程中讨论的话题。

　　首先，治疗师创造的自由而受保护的空间是一个重要因素。通过运用沙盘游戏，我们对沙盘游戏治疗这一基本的原理了解得更多了。

　　造成山姆的障碍的主要原因是分离焦虑。在 3 岁的时候被母亲送走，这造成了他的信任的裂痕。每周在幼儿园生活五整天又让他感觉被母亲抛弃，并失去了对母亲的信任。因为他不再信任他母亲，所以也很难信任老师和其他的孩子们。沙盘游戏的工作，以及由治疗师提供的自由而受保护的空间，重建了他对他人以及自己的内心世界的信任（旗子）。

　　治疗师是最重要的"技术"。很显然，茹思·安曼提出的三个特征（即心理健康、全神贯注与创造性），在山姆的治疗师身上都得到体现。如果治疗师能提供一个自由而受保护的空间，来访者也就能感到更稳定、具有集中性和创造性，正如山姆的最后一个沙盘所展现的。

"非治疗"的沙盘游戏

　　所有参与沙盘游戏研究的孩子都会聚精会神地"玩"沙子。这让我们有信心在幼儿园进行沙盘游戏，当然，我们在这儿做的是"非治疗的沙盘游戏"。这些孩子们在沙盘游戏的过程中表现出了创造性。我们从山姆的沙盘便可以看出。

以下两幅沙盘图片是这个研究项目中的其他孩子做的两个沙盘。

图13-8是一个在医院被诊断有ADHD的5岁女孩的沙盘。在经过5个月的沙盘游戏工作后，她在幼儿园的行为大大改善了。从她黑白相间的设计，以及她井井有条地摆放的小汽车，看得出她在做沙盘游戏的时候是很集中注意力的。

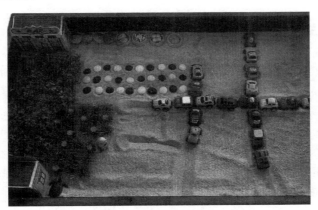

图13-8　一个5岁女孩的沙盘

图13-9显示的是一个5岁男孩在三个月的沙盘游戏工作之后做的沙盘。他的父母在经历了旷日持久的争斗后，终于离婚了。他经常在沙盘中摆房子和家具。这个沙盘是他在我们的工作要结束的时候做的。我的感觉是，虽然我们不能为改变来访者的家庭生活做点什么，但是他能在他的内心世界找到一个温暖的家。这个温暖的内心的家能对我们的来访者有所帮助，尤其是在他生活中的这个阶段。

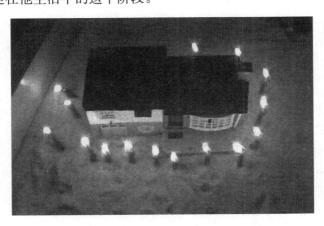

图13-9　一个5岁男孩的沙盘

从孩子们在沙盘中创建的画面，我们可以更多地了解他们，特别是他们的情绪发展与学习风格。督导也对我们学习沙盘游戏很有帮助，让我们能更自信地使用这个方法。然而，最重要的是，在我们观察并分享孩子们在玩沙子时自由地表达他们的创造性、情感和自发的意象所感受到的快乐时，我们也从孩子们身上也学到了很多。

参考与进一步阅读文献

Amman，R. A. (2005). Foreword to the Chinese version of *Healing and transformation in sandplay*. Guangzhou：Guangdong Higher Education Press.

Bradway，K.，& McCoard，B. (1997). *Sandplay：Silent workshop of the psyche*. New York：Routledge.

Chen Guying (1992). *Laozhi：Modern translation*. Changsha：Hunan Publishing House.

Jung，C. G. (1965). *Memories，dreams，reflections*. New York：Vintage Books.

Kalff，D. (1991). Introduction to sandplay therapy，*Journal of Sandplay Therapy*，1，7-15.

Kalff，D. (2003). *Sandplay：A psychotherapeutic approach to the psyche*. Cloverdale，CA：Temenos Press.

Mitchell，R. R.，& Friedman，H. S. (1994). *Sandplay：Past，present & future*. London：Routledge.

Mitchell，R. R.，& Friedman，H. S. (December，2003). Development of transformational themes in sandplay. Symposium conducted at meeting of mental health professionals，South China University，Guangzhou，China.

沙盘游戏治疗的督导

第五部分

督导特殊团体

第十四章　担任督导师的导师：
过程模式

瑞·罗杰斯·米切尔

　　某年春天的一天，我接到一个同事安妮的电话，她在当地一家心理健康诊所做督导。听得出她的声音显得很紧张、压抑，不像她平时充满活力的语调，我知道一定发生了什么事情。她说："我需要和您谈谈。我感到很沮丧，我督导的团体中有几个人让我很担心。"

　　几天后我们见面了，我注意到了她烦恼的表情。她说话的时候，眉间的皱纹加深了，双眼看起来很忧伤。起初她还不能很好地表达她的担心，后来她开始谈到她所督导的八个实习生中，有两到三个她怀疑甚至不能胜任治疗师的工作。

　　她继续说："我从没在一个团体里遇到过这么多让我担心的人。他们似乎根本不明白。我也不知道该怎么帮助他们。"

介绍安妮的实习生

　　就在她一一介绍她的实习生的时候，情况变得更清晰了。玛雅是一个30岁出头的亚裔美国人，一年前加入临床治疗师的队伍。她之前没有过儿童治疗的经验，在学校学习期间也没有选修任何儿童心理咨询的课程。事实上，在团体督导的第一次面谈当中，玛雅就宣称她只愿意接见成人或大一点的青少年。她说："我和孩子们在一起很不自在。我就是不适合做这个。我知道我可以和成人相处得很好；我愿意听他们说，也喜欢去搞清楚他们的生活中在发生些什么。但是儿童对我而言就似乎完全是另类生物。"

　　在反思自己对于玛雅对儿童感到不安的想法时，安妮说她并不认为所有的治疗师都必须能够为每一位来访者做工作。"然而，"她又补充说，"玛雅似乎除了'谈话治疗'就没有其他的方法了。"她认为这太狭窄了，但又不知道玛雅究竟为何不愿意"展开双翅"。她担心这种态度会妨碍玛雅作为一名治疗师的效果与成长。

　　第二个实习生纳塔莉，是一个20多岁的年轻女孩，白种人，最近才加入团队，对儿童咨询非常感兴趣。然而，她认为儿童都是单纯的，是"善良小天使"，他们大多数是父母或生活环境中其他成人的受害者。儿童的行为也可能影响他们生活的环境，他们在治疗中的行为也可能是他们生活的写照，以及他们在游戏或沙盘游戏中所使用的象征也可能暗示着更深层次的本能觉察这些观念，似乎她都没有考虑过。安妮说："当我说到象征的生命力或想象的力量时，纳塔莉只是很茫然地看着我。我不知道要怎么才能帮助她跳出先入为主的框框，用心理学的视角来看事情。"

这时，我在想："哦，天哪，我怎么才能帮助安妮并间接帮助她的被督导者呢？我也不知道我能够提供什么样的帮助。"我觉察到我的无能感浮现出来了。接着，我的注意力又集中到安妮的下一个评论。她说："在某种意义上说，我最担心的还是内德——不是担心他的能力——因为他变得心灰意冷。"

安妮把内德描述为一个很有天分的治疗师，儿童和成人治疗都很在行。他非裔美国人的背景以及广泛的文化经历对他理解诊所的来访者很有帮助。然而，安妮说他最近对她说："我喜欢对成人和儿童使用沙盘游戏、艺术治疗以及游戏治疗方法，辅之以传统的谈话治疗，但是，我发现我总在问我自己：我究竟在做什么？这一切都有什么用？我觉得我的来访者都越来越好了，但是这或许只是我的想象——也许是因为孩子们长大了，成人说他们的生活变好了，都只是为了让我高兴。有时候，当我看到所有这些沙盘图片，尤其是混乱的儿童沙盘图片时，我感到很失落，不知道该怎么办。"

安妮在说到这三位实习生时，我能理解她的烦恼，一方面她要负责他们的专业发展，另一方面她又担心不能帮助他们成长。她来找我，就是希望我能帮助她找到指导并支持这些实习生成长为专业的、有能力的治疗师的方法。

了解督导团体

我知道安妮是因为自己的专业水平高而被诊所的管理者选为督导师的。为了适应她的新角色，并满足州政府的持证要求，她参加了一个为期一天的关于督导技术的工作坊，但是她没有受过沙盘游戏治疗、游戏治疗或其他的表达性艺术治疗督导方面的专门训练，也没有获得这个领域更高级的证书或专业资格。然而，她知识渊博，技能纯熟，在对她自己的来访者使用这些方法的时候非常有感觉。当然，即使是一个经验丰富的治疗师也未必一定具有成为一个有效的督导师/老师的技能。比如说，新任督导师有时候会发现他们找不到合适的语言告诉学生/被督导者，一个合格的、

沙盘游戏治疗的督导

有经验的治疗师怎样才能很自然地帮助到来访者。有时候没法用语言来描述被督导者应该知道些什么。因此，督导师就得去探索新的、具有创造性的、有意义的方法，让被督导者尽量放松，以便学会并吸纳治疗技能，最终能很自然地对待来访者。

安妮的督导团体中的八个实习生都是典型地为了获得从业执照而进行强化学习的被督导者。他们至少都有硕士学位，而且都是刚入职不久。他们每周参加一次两个小时的团体督导，见八到十个来访者。他们被诊所分配到安妮的督导团体时并不知道她的理论取向，对她也一无所知。除了参加她的督导团体，有些实习生还参加另一个每周一次的督导团体，或者接受由诊所安排的个人督导或在其他地方接受个人督导，他们有的有可能自己也在接受治疗，或参加一些专业的培训工作坊。有些诊所会举办一些旨在提升实习生的知识水平和能力的工作坊，还有些诊所是由督导师负责额外的培训，就像安妮的心理健康诊所一样。

这种类型的督导团体与大部分沙盘游戏督导团体不一样，他们都是持证上岗的治疗师，对学习沙盘游戏很感兴趣，并选择接受一个认证沙盘游戏老师的督导。而这些还没有获得执照的治疗师，通常只是参加过少量的培训，他们使用诊所的沙盘和沙具来对来访者做工作，督导师也是被安排来对他们的个案进行督导的，也不管督导师对沙盘游戏或游戏治疗是不是熟练或胜任。

关于实习期的回忆

安妮说完她对三个实习生的担心后，我问她是否愿意尝试一下放松练习，之后再进行视觉化的想象，以探索她对整个情况的更深层次感受。她很乐意地答应了。找到舒适的姿势坐好后，我让她闭上双眼，引导她进行了一个短暂的放松过程。然后我让她回忆并再现她自己作为实习生第一次被安排坐在督导团体中的情景。我给了她充足的时间思考并感受各种情景，让她想想当时是什么感受。然后我让她特别集中精力想想她在职业生涯的早期阶段，对自己，以及对她与督导师，还有督导团体中其他成员之间关系的看法与感受。

我发现通过简单的放松与视觉化想象的联系，共情和反思都能得以深入。督导师通常能够回想起自己初任实习治疗师时经历的艰难时刻，也能够很好地与当时的感受产生联结。他们能意识到，他们的实习生也在经历着同样的焦虑与恐惧。

当我们完成了练习时，安妮有点惊讶，也感到得意，因为她能很轻松地回忆起她当时的感受和想法。

她说："在一个名气很大的诊所，我很荣幸被选为实习生。然而，我感觉我不配在这个诊所工作。我总是感到很恐惧，只希望没人发现我有多'嫩'。我记得我总是心不在焉——在督导期间把咖啡洒到自己或别人身上。团体的成员们都嘲笑说我对自己和他人而言都是一个威胁。"她笑了一下，继续说："大多数时候，我尽量不被人看到，不希望说太多。我实在要说的时候，我似乎总是找不到合适的词，结结巴巴，搜肠刮肚。"

反思各种可能性

我问她："我想知道你是怎样度过那段时期，处理好当时的各种感受的。是什么帮助你做到的？"

"嗯，现在事后回想起来，"安妮说，"我觉得有几件事情有帮助。当然，在诊所待的时间越多，越有好处——我总不能无休止地维持高强度的焦虑，最后终于安定下来了。我的来访者也间接地帮到我了。虽然早期我有几个来访者来了几次就放弃了，但有几个还是很成功的。我特别喜欢我见过的几个小孩。我和他们在一起的时候，能够放松地和他们玩耍，这似乎对我来说也是一种治疗，对他们也很有治疗效果。还有，我自己也去看治疗师，从她那儿也获得了帮助。过了一段时间，我发现我并不是唯一一个感到恐惧的实习生，于是我们在督导时探讨了我们的焦虑。我的督导师非常不错，她理解这对于我们新人来说有多难。她似乎对我们很有信心，能耐心宽容地对待我们的错误。"

"你有没有发现你早期的经历和你现在的被督导者正在经历的事情有相似之处？"我问她。

"嗯，纳塔莉确实有时出现出手足无措的表情。我知道她经验缺乏。也许她是害怕了。或者她还没有体验过治疗怎样在更深的水平发挥作用——心灵如何治愈自己，不仅在她自身的治疗当中，也体现在她对来访者的工作当中。这可以解释为什么我对她说非言语的治疗、朝向健康的本能的推动以及象征在表达一些无法言表的东西的重要作用时，她一脸茫然地看着我。"

"我们一起想想。"我说，"我们假定她需要获得在更深的水平工作的体验，应该怎么做？"

安妮回答说："嗯，我不想对纳塔莉自己的治疗提什么建议，但是如果我在督导中展示一两个沙盘个案，那些沙盘图片可能会有助于她理解。"

我附和说："这听起来是个好主意，也许也能帮到玛雅。"

安妮回答说："是的，我想应该可以，而且……这个想法再深入一点……也许在我展示了个案并讨论我如何理解沙盘游戏过程之后，内德也会愿意分享他的沙盘游戏个案。当然，我会事先帮助他。没有什么比完整地看一个沙盘游戏个案，能更深入地理解沙盘画面以及来访者的无意识过程了。而且深入研究一个个案，尤其是自己的来访者的沙盘游戏过程，更有帮助。"

安妮继续说："但是我认为内德也需要多说说他表达的觉得治疗没有效果的感受。他在督导中谈到这一点时，听起来他一方面很痛苦；然而，另一方面，他又觉得他的来访者的进展似乎是奇迹般发生的，不在他的掌控范围之内。我得和内德谈谈怎样从认知层面去探讨并理解他的实际工作是如何促进来访者的心理成长，并帮助他们学会在这一过程中支持自己的。"

沉思了一会儿之后，安妮说："在督导期间，之前我还做过一项活动可能也有用。我是这样做的。我请一个被督导者在大脑中想象一个来访者的意象，然后以更为直觉的和非认知的心理状态去挑选沙具。所挑选的沙具一开始往往会吓我们一跳，但是经过反思之后我们通常能更深入地了解来访者。自从纳塔莉加入我们这个团体后我确实没有做过这个练习了。当然，我会先请其他成员先做这个活动，再让纳塔莉做，免得吓到她。我希望这样也许能帮助她理解无意识的力量。"

我赞许着点头并问她："你还有什么想法？"

"嗯，当然了，"安妮回答说，"了解心灵的更深层面的最好办法就是创建自己的沙盘游戏画面。"她继续说："我让纳塔莉这样做，会觉得不太舒服，尤其是因为她目前也正在治疗中，但也许她看了一个个案之后，会考虑朝那个方向走。每次展示沙盘游戏个案时，我都会强调作为一个沙盘游戏治疗师，一定要自己做沙盘，以便更好地理解整个沙盘游戏治疗过程。纳塔莉也许会听从这个建议。她真的非常希望成为一名优秀的治疗师。"

安妮相信纳塔莉会从自己做沙盘游戏的过程中受益的想法，与当前沙盘游戏治疗领域的思想是一致的。沙盘游戏治疗师们认为，不单单是创建沙盘，而且有机会去体验一种转化的个人沙盘游戏过程，是培训最重要的、最基本的要求。这是卡耐基基金会主席舒尔曼（Lee Shulman，2005）所说的**标志性教学法**（signature pedagogy）。正如临床医师把查病房作为他们的培训或标志性教学法的核心内容，沙盘游戏治疗师也把个人的沙盘游戏体验视为培养未来沙盘游戏治疗师的基本要求。

领略无意识的智慧

我对督导顾问的进程感到很满意。然而，我注意到安妮谈论纳塔莉和内德的时间比谈论玛雅要更多些。

我说："我发现我们很少谈到玛雅。"

安妮回答道："嗯，这有点意思，我也不知道为什么。"想了一会儿，安妮说："事实上，我觉得我跟玛雅的联系比团体的其他成员都要少。"在那一刻安妮看起来有点走神。她好像在努力想起什么事情。

我等待着。

然后她说："我的心绪刚刚想到了一个很奇怪的回忆。我来和您说说吧。大约15年前，在我的治疗实践中，我见过一个9岁的男孩乔恩，他告诉他父母他想要杀死自己。他们当然很担心，并告诉了他的儿科医生。儿科医生把他转介给了我。虽然男孩是出生在美国，但是他的父母都是刚从柬埔寨移民来的。他父亲能说一些英语，但是母亲只会说她的母语。我第一次见乔恩的时候，他很坦诚地谈论他难过的感受以及心中想的其他事情。有某个时刻，当我们的谈话慢下来的时候，我注意到他的眼睛瞄着房间角落里的玩具。我建议他去玩一下。（那时我还没有在治疗中使用沙盘游戏。）他摇头说他父母不允许他再玩游戏了。乔恩说从他8岁开始他父母就把他所有的玩具都收走了。他们说他长大了，不能再玩玩具了。他们希望他把时间花在学习上。"

本质上这是一个被误导的父母和孩子之间的故事。他们认为自己做的都是为了孩子好。然而，当他不能再玩游戏的时候，就失去了童年中必需的、有意义的部分。这种失落让他觉得很痛苦、压抑，不能自然地表达自己的感受。对孩子而言，游戏是他们的本能行为，是最自然的表达模式。正是通过游戏，儿童进行探索、创造、释放压力、扮演不同的角色、掌握技能，并整合身心体验。游戏还能打开通往治愈、平衡与内在和谐的道路。乔恩的父母希望他成功，过上好生活。但是他们选择的达成目标的方法（即不让他游戏）却没有考虑到他作为一个孩子的需求（即游戏）。他们的错误方法导致的不仅是心理的创伤，而且还有可能导致象征性的甚至实际的死亡。也就是说，他最初威胁他父母要自杀可能会变成现实。

讲完乔恩的故事后，安妮停下来看着我，她说："我不知道为什么现在突然想起这个故事。这个记忆在某种程度上与玛雅有关吗？"

我等着，但是我也考虑建议安妮创建一个沙盘。我知道安妮具有很优秀的思维和分析能力，能很容易发现乔恩和玛雅之间的关联。然而，我也

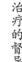

担心她在纠缠于她与玛雅的关系相关的问题时，所做出的有意识的联想，可能不会触及给她送来乔恩的故事的礼物的无意识部分。我感觉有必要对两者的联系进行更深层的、直觉的理解，尽管以这种方式来使用沙盘游戏并不是传统的做法。

最后我决定两种方法都用——言语的和非言语的——但最好是从右脑的、用手来实践的身体的方法（沙盘图片）着手，再采用左脑的、认知的方法（言语分析）。安妮很乐意地接受了我的建议，在湿沙盘里触碰了沙子后，她走到放沙具的架子旁，快速选了一些沙具，似乎并没有经过太多的认知思考。

她放到沙盘中的第一个沙具是一个美国土著妇女，她跨坐在一匹白马上，马儿拖着一捆木桩。其余的沙具很快就摆放好了，但她花了一些时间，专注地把花和蔬菜摆成行。

完成沙盘后，我们一起观看。安妮说："我希望这个沙盘画面尽量不受我的认知影响，而是接近最无意识的空间，因此我只挑选了一些能吸引我注意的沙具。然而，当我看到花和蔬菜的时候，觉得它们真的很相配。我立即想到我是想在沙盘中创建一个花园。我在做这个沙盘的时候，我自己都很惊讶似乎每个沙具都找到了自己合适的位置。"

安妮继续说："现在来看这个沙盘，我发现有些沙具是我真心喜欢的：坐在右下角的转盘上的老年妇女，双手操蛇的女神在中央偏后的位置，站在左下角的是一个中东男人，手拿水烟袋，正在观看表演，还有表面写着**希望**二字的石头。我确实对玛雅充满希望。当然，我也很喜欢那个花园——它是如此生机勃勃，五彩缤纷，而且还有伞保护着。我觉得那个坐在马背上的美国土著妇女也很好。她好像是在旅途中，从左侧的岩洞向花园走来。我觉得她可能是玛雅……也可能是我。"

静静地看着沙盘几分钟后，安妮补充说："我不知道那个吸尘器、军章、冲浪板都是做什么用的。还有，我也不知道那个坐在岩洞出口处的老鼠有什么意义。"然后安妮指着一个大酒杯说："相对于这个沙盘而言，这个杯子实在是太大、太空了……嗯，实际上它似乎是在等着被填满——也许是用雨水填满吧。"

接着，安妮激动地说："哦，我之前没注意到这点！瞧！在沙盘的中央有一丛黄色的花朵，似乎在野外生长。它们并不是这个结构完整的花园的一部分。"

我们又花了几分钟时间站在那里，看着沙盘，然后我们又坐下来。

安妮说："我很高兴我脑海里想着玛雅，做了这个沙盘。如果我在考虑玛雅和乔恩之间的关联的时候，只是运用**思维**的部分，那我很可能会说玛雅和乔恩都是来自亚洲文化。然而，我发现沙盘里包含了几种来自不同文化的沙具——都与我自己的文化不同，此外还有一些沙具我都不知道它们为何会被放到沙盘里。也许我和玛雅之间的距离感并不是因为我们来自不同的文化。对于玛雅也许我还有更多不了解的地方。或许我应该多听、多观察。"

"从沙盘画面中你还注意到了其他的东西吗?"我问她。

"我注意到花都在盛开，蔬菜似乎都能吃了。"安妮回答说，"我看到这些的时候，我想到了我和玛雅的关系，以及她的技能的提升。或许，玛雅的技能已经得到了加强。然而，我也注意到花园已经满了——似乎没有更多的空间可以种植其他新的东西了。也许玛雅在目前的平台上已经拥有足够的技能，不再需要其他任何东西。然而，一丛野花在花园外成长，就长在沙盘的中央。也许，某种自然的、漂亮的，但是没有预料到的事情会在她的旅途中出现。我想这就是我的希望。"

接着我问她："你现在可以想到玛雅和乔恩的故事之间的关联了吗——或者是从思考的角度或是从这个沙盘的角度?"

"让我想一想……"安妮回答，"嗯，乔恩的父母认为他们知道什么是为他好，但是当他们告诉他不准再玩游戏的时候，他变得很抑郁，甚至有自杀的念头。在我看来，他实际上是迷失了自己。"犹豫了一会儿，安妮说："哦，天哪，我突然想到我对于玛雅一直有一个日程的安排的——从第一天开始!在她宣告说她不愿意接待儿童来访者时，我就认为她是不愿意尝试任何言语治疗之外的方法。因此，我认为我是在进行一场战斗，旨在开拓玛雅在治疗方面的视野。事实上，我一直在考虑给她分配一个孩子进行心理治疗，尽管她并不愿意。我一直没有这样安排的原因是我认为孩子可能会很快就感受到玛雅的不情愿，那么他们之间的治疗合作关系就难以建立。现在我意识到，如果我当时这么安排了，那可能就会和乔恩的父母一样——认为我做的都是为她好，而不是相信她的自然道路。"

安妮接着做了一个很令人惊讶的观察。她说："瑞，你有没有注意到冲浪板上写了一个词?"

"没，我没有注意到。"我说。

安妮惊奇地说："冲浪板上写着**自然呼吸**……这说明了一切，不是吗?"

处理面谈过程

黄和林奇（Huang & Lynch，1995）在他们的一本小书《蒙导：予与

沙盘游戏治疗的督导

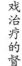

取的智慧之道》（*Mentoring: The Tao of Giving and Receiving Wisdom*）中将蒙导（mentoring）定义为给予与获取的智慧。他们说，导师通过与他人的互动，"分享智慧的礼物，这一礼物被他人欣赏并接纳，而这些人又将这一礼物带到他们的影响圈子"（p. xii）。黄和林奇强调的一点是蒙导往往在一个社团中发生，并有助于促进社团中的智慧文化。

有时候有人问我："导师与督导师有什么不同？"在这本书的导言中，我和哈里特将督导师界定为"既是老师，又是导师（而不是个人分析师或治疗师），他善于在自由而受保护的空间建立合作的关系"。作为导师，督导师是一个被信任的支持者、向导、促进者、共鸣板（sounding board）和拥护者，首要的是邀请和培养他所指导的成员"完全自主的、自由的发展"（Freire，1997，p. 324）。

在担任安妮的导师的时候，我意识到我们之间的互动很重要，甚至不亚于她带走的信息的重要性。我还知道我们的进展和内容对她的实习生也会产生相应的影响，而他们又会影响到来访者。

在整个面谈过程中，安妮和我协同工作。有时候，我提议进行某个言语的或非言语的活动以促进这一过程，并帮助她想出主意或办法来解决问题，或采取不同的方式来界定问题。我尽量不直接给她建议或选项。相反，我问她一些问题，帮助她开启另一种思维方式。比如说，我问她是否发现了乔恩的故事与她和玛雅的关系之间的相似性。

安妮对于无意识的智慧与现实性持特别开放的态度。她愿意给我讲乔恩的故事，也认识到了故事的重要性，知道它不只是一个随意的记忆。她还很充满热情地创建了一个沙盘，使用的是一种非传统的方法，在整个过程中将乔恩和玛雅的故事关联起来了。而且，在完成后，她很认真地对沙盘及其可能的信息进行了反思。所有这些都让我看到，在咨询室的容器内，她与我在一起是受到保护并有安全感的，她能够自如地表达自己。

她和我讨论的实习生都是我们督导过的获得认证前的人的典型代表。纳塔莉年轻、没有经验，想学习，但似乎充满了焦虑，几乎被她的新的职责压垮了。她很难吸收信息并与她的实际工作相联系，因为她如此紧张焦虑，这妨碍了她获得真实的感觉并阻隔了与无意识的联系。我怀疑她的焦虑也限制了她获得治疗的更深层次的体验。根据安妮的推论，纳塔莉需要时间安定下来，去见来访者，自己进行治疗，并与安妮建立互信的关系。安妮有向团体成员报告沙盘游戏个案的想法，这是一个不错的主意，相信随着沙盘游戏的进展，心灵的工作会越来越深入，这会给纳塔莉一个完全不同于仅仅是认知的体验。纳塔莉准备好后，她必须通过沙盘游戏过程获得直接的心灵运动的体验，尤其是如果她希望使用非言语的游戏和创造性艺术治疗方法去治疗儿童的话。同时，安妮让实习生在选择沙具的时候心里想着来访者，并思考沙具的象征意义的做法也有助于纳塔莉认识并理解心灵的象征语言。

内德质疑自己作为治疗师的有效性，他现在需要从认知的角度去理解，从他最初的直觉理解而现在又开始怀疑，这种状态在很多高级实习生甚至有经验的治疗师中相当普遍。作为督导师，很重要的一点是发现这些问题，并以支持的、理解的态度处理这些问题，同时尽量提供更多的认知信息和资源信息。如果不用这种方法，治疗师可能会灰心丧气，不再对儿童和成人使用谈话治疗与表达性艺术治疗相结合的方法，而是回到只用传统的言语治疗法治疗成人的道路上。安妮建议内德说出他的担心并展示沙盘游戏案例的做法会让他自己思考并发现答案。学习沙盘游戏及其他表达性艺术疗法的学生经常参加一些工作坊，请教许多不同的老师以便拓宽、加深他们的知识。由认证的沙盘游戏教师举行的培训工作坊也许会帮助内德更好地理解沙盘游戏治疗如何有效，以及为什么有效，而个人的案例咨询则会有助于他准备个案报告。

获得认证前的治疗师通常说他们起初都不愿意给儿童做治疗。然而，随着时间的推移，被督导者在接受督导时听到其他治疗师的儿童案例，意识到儿童治疗其实也很有趣且令人愉悦，同时在参加了更多的非言语治疗的培训，变得越来越自信后，这种想法就慢慢消退了。然而，大多数的督导师通常允许被督导者选择自己的来访者的类型。安妮的态度也差不多，也就是说，治疗师不必与各种类型的来访者工作。然而，玛雅的激烈态度让她有点担心，就在玛雅进入诊所的那一年，她的态度似乎都没有好转。安妮认为主要的问题不是儿童治疗与成人治疗的问题。玛雅似乎不愿让自己去尝试任何新鲜的或不同的事物。安妮担心："玛雅是把自己封闭起来了吗？她为什么如此抗拒除了传统的谈话治疗之外的方法？是不是她的生活背景中有什么事情影响她参与想象的游戏或表达性的艺术？玛雅不愿意'展开双翅'会不会阻碍她作为治疗师的成长？"

在指导的面谈过程中，有一点变得明显，即需要触及更深的维度来理解安妮和玛雅之间的较量。当安妮觉察到她的注意力都在纳塔莉和内德身上的时候，她意识到自己和玛雅之间有距离。然后，关于从前的一个来访者乔恩的回忆让她联想到了来访者和玛雅之间的关系。为了了解更多，安妮回想着这些记忆及其与她和玛雅之间的联系，创建了一个沙盘。从沙盘体验当中，她凭直觉感到她对玛雅还有很多不了解的地方，还需要更多的观察和聆听。与她担心玛雅不能成长为一个好的治疗师相反，安妮的沙盘显示出变化与成长，有些出乎意料的、自然的变化出现了——也许是玛雅，也许是安妮，也许是她们之间的关系。通过把玛雅和乔恩的故事联想到一起，安妮意识到从一开始她就对玛雅充满了期望，她实际也是按照她认为是为了玛雅好的方式去做，而不是让玛雅遵循她自己自然的道路。

我对安妮的指导过程很令人满意，而且很有意义。我们在一个自由而受保护的空间协同工作，运用我们的思维、情感、直觉和感觉功能去阐明督导过程中发生的事情。通常，我在每次面谈结束时会做一个总结，但是这一次我不会这么做。我感到安妮对她的三个实习生的反思还会继续，而且，一段时间后，还会涌现出更多的创造性的想法。

参考文献

Freire，P. (1997). A response. In P. Freire, J. W. Fraser, D. Macedo, T. McKinnon, & W. T. Stokes (Eds.), *Mentoring the mentor*. New York: Peter Lang.

Huang, C. A., & Lynch, J. (1995). *Mentoring: The tao of giving and receiving wisdom*. New York: HarperSanFrancisco.

Shulman, L. (2005, Feburary). *The signature pedagogies of the professions of law, medicine, engineering, and the clergy: potential lessons for the education of teachers*. Paper presented at the Math Science Partnerships (MSP) Workshop, Irvine, CA.

第十五章　危机中的团体培训：
"9·11"事件应急反应

罗莎琳德·温特

　　在纽约市的培训室内的前方立着几张大型的四方形桌子，桌上摆了大约上千种沙具。50 个"世贸大厦遗址"（Ground Zero）地区学校的心理咨询师和社会工作者带着一种好奇和怀疑的心态来到这里参加每月一次的培训指导。咨询师们已经习惯了演讲者们分享他们对"9·11"创伤的各种应对方法。显然，他们也接触了游戏治疗，但是这么多玩具和沙盘——"沙盘游戏治疗"究竟是什么？——这么多"乱七八糟的东西"怎么在学校环境中使用？心理咨询师们都很好奇，希望能探索另一种或许对"他们的孩子，他们的学生"，以及那些挣扎在"9·11"后遗症的影响当中的人们有用的方法。

　　传统的创伤干预方法并不是对所有的"遗址"地区学校的孩子都有效。文化价值会影响言语治疗的使用效果，尤其是在唐人街，那儿的人不太善于表达情感。督导心理咨询师希拉·布朗（Sheila Brown）与"9·11"反应小组主任马乔里·罗宾斯（Marjorie Robbins）对这些人深感担忧。布朗女士一直在寻找资源，以便帮助这个缺乏服务的族群。那天上午，我给学校心理咨询师做了第一场讲演，希拉查阅了整个团体的情况，找出了一些她认为会继续坚持培训的咨询师，以让项目取得真正的效果。那天晚些时候我们来到对项目感兴趣的团体，向他们描述了我们对于更高的投入程度的期望，然后，从中挑选出 20 个感兴趣的心理咨询师，第二天便着手开始我们的项目。

　　我当时一点儿也不知道、也不理解接下来的四年半时间，对这些培训参与者以及我自己都意味着什么。本章中，我主要讨论我们的工作中出现的三个重要问题：（1）团体的多样性；（2）多元角色关系，无论对我自己还是团体成员都是如此；（3）团体动力。团体的经验、精神导向、种族划分和天分极其多样化，需要特别谨慎和认真。由于负责的是一个长期培训项目，我的角色非常多，包括培训师、导师、督导师、强力支持者、倡导者、评估者等——这些角色还可能互相冲突。此外，由于培训是持续进行的，并且聚焦于个人的深度体验，作为培养临床技能的途径，其结果就是我们所有人都会面临团体动力问题，这可能阻碍也可能会丰富我们的培训项目。

对我个人而言，这项工作是具有挑战性的，回报很多，要求也很高。我在新泽西州的蒙特克莱尔（Montclair）全职私人开业；在纽约的荣格研究院授课；指导持续进行的沙盘游戏培训团体；家里还有一个十几岁的儿子。我还是纽约荣格心理分析师协会的主席，这个协会在我工作的第三年分成两个协会了。自然地，象征构造（symbol formation）项目成了我的生命中的一个基点。它让我能够重新进入一个更大的集体，运用我所学到的荣格学派关于社会和心灵的观点，并拓宽了教育体系中关于治疗知识的水平，我的第一份职业就是做了一名教师。这一切带来了深刻的满足感。我参与这项工作不是一个选择，而是道德的必然，或者用荣格学派的术语来说，它是被自性所指引的，是比个体的自我更伟大的事物。每一次挫折都是超越某些限制可能性的机会。每当我觉得难以承受，想要放弃时，我都会得到咨询师们或象征构成/沙盘工作本身的鼓舞。我会进入希拉·布朗所说的团体"温暖的能量系统"当中，它能源源不断地产生支持的力量以及不可阻挡的、令人心满意足的自我探索。这是一个神圣之境，是我们都能感受到的自由而受保护的空间。

象征构造是沙盘游戏治疗的一种演变形式，最初在新泽西州的蒙特克莱尔市的学校作为"9·11"的应急反应方案。2001年9月11日那天，我在蒙特克莱尔中学对一个有着60～80名学生的团体进行心理辅导，他们都不知道父母、亲戚和朋友是生是死，我体会到了那种强烈的情感，它令我们不知所措。各种情绪与意象如潮水般涌来，我们一遍一遍地观看袭击世贸中心的视频，痛苦万分。我们希望学生来到学校，希望老师们能带领能承载我们所有人都正在经历的混乱。我们几乎无法工作，但是我们还是必须要行动。就在那天的混乱中，我调动起象征的力量来承载那无法承受的感情。我知道，如果我们提供一种机会来触及集体无意识的资源，我们一定会在心灵深处找到能帮助我们的意象或象征。深嵌在我们所有人身上的通用意象，即原型象征，能触及治愈的模式与能量。或许我们可以培育这一过程。

在接待校长伊莱恩·戴维斯（Elaine Davis）、校长助理布鲁斯·达布尼（Bruce Dabney）、美国沙盘游戏治疗师协会（STA）以及家人和朋友的帮助下，我在蒙特克莱尔中学高一年级教学楼的一个衣帽间放置了一套沙具、一个沙盘，还有一些沙子。在学校心理咨询师、社会工作者和护士等发起的草根运动的推动下，两个月的时间内，蒙特克莱尔学区的11个学校都建起了象征构造设备。

最终，我们将象征构造描述成一种非言语的、能触摸到的媒介，通过使用沙盘、沙子和沙具，创造性地表达并包容痛苦的情感和体验。在这一过程中，人们得以在一个自由而受保护的空间创建自己的内心体验的意象/象征。这种非言语的表达和映照能够联结并包容情绪，从而提高对挫折的忍耐性，更好地控制冲动——这是自我稳定与成长的基础。象征构造，通过选择合适的沙具与游戏的态度，成为一种超越文化和性别差异的媒介，能提供一种机会，来具体地、象征性地表达一个人的生活中最为紧要的事情。通过游戏，能有效地让来访者和心理咨询师绕开工作中典型的防御、阻抗与碰撞，让人们在最真实的状态下工作。

"9·11"事件后的几个月，我应学术、社会与情绪学习协同会（The Collaborative for Academic，Social，and Emotional Learning，CASEL）的代表琳达·兰提尔瑞（Linda Lantieri）的邀请，在他们的"遗址"地区卫星办公室（Ground Zero Satellite Office）为纽约市"遗址"2号地区的领导以及来自重要基金团体和创伤中心的代表们展示我在蒙特克莱尔学区所做的工作。作为"遗址"地区学校的代表，希拉·布朗认识到象征构造有吸收中国文化中非言语的与审美的优势，因此，如果在华人主导的"遗址"地区学校采用象征构造方法，也许可以有效地应急应对"9·11"事件及其他日常生活中的痛苦。经过商议，希拉·布朗建议我们在唐人街的学校尝试使用象征构造方法。

我们决定在上午的体验式培训课上对2号地区的所有心理咨询师介绍象征构造，之后挑选20名心理咨询师进行为期两天的全程培训。到两天培训结束的时候，许多心理咨询师都发现可以将象征构造的培训推进到参与沙盘游戏治疗的培训。我们坦诚地讨论哪些心理咨询师愿意进行更多的强化训练。他们都有一些很棘手的案例，需要进一步从治疗的角度来处理，而且似乎可以采取能提供深度治疗的沙盘游戏方法。这种培训包括每月两次的个人沙盘游戏过程（坚持的基本原则是，一位治疗师只与一位来访者做工作，直至他找到了他自己为止）、每月两次的团体督导、每月一天的基础培训，以及每月在一个周六与来自全国各地的认证沙盘游戏老师的见面。这种高强度的投入可能并没有什么报酬或成本。但是很明显的一点是所有的人都会从培训中受益，包括个人与专业方面的受益。整个团队富有激情地投入更深层次的培训当中，最初的20人中选择继续往前走的有18人。希拉·布朗承担了发现资源来使深度培训成为可能的事业。

多样化

18人的团体在许多方面都表现出了多样化的特点。团体成员由亚裔美国

沙盘游戏治疗的督导

人、非裔美国人、西班牙裔美国人（来自不同的拉美国家），以及白种人构成，包括社会工作者、危机心理咨询师、辅导员等。共有 17 位女性，1位男性。成员在治疗方面的天分、技术以及关于心理发展的知识水平方面参差不齐。多样化显然也是我们的财富。它给了我们紧张、挣扎的时刻以及成长的机会。很幸运的是，我们有如此的多样性，以至于任意两个参与者都可能发现自己这一刻与对方意见相左，而下一刻又可以成为同盟。这使得团体的能量一直充满动力，永远不会一潭死水。

　　不是每个人都认为应该在学校环境使用治疗手段。有些心理咨询师认为治疗根本就不属于学校。也有些人觉得治疗是唯一能有效处理儿童所经历的痛苦的方法。这种对心理学兴趣的多样化反映在团体成员的不同水平的专业培训当中。有些在精神分析研究机构受过高级培训，有些是纽约大学社会工作与艺术治疗学院的校友；还有一些是新任的实习生，研究生教育还没有完全结束。有些只有一些有限的治疗知识，从没有体验过自己的治疗。有些一直在个人执业，有些是在社会机构兼职，还有一些人根本就没有想过在学校系统之外工作。有一些人具有精神分析的培训经历，是深度心理学取向的，愿意进行尽可能深入的工作。这些人一般来说自己也体验过深度的治疗。也有一些人更熟悉具体的服务工作，不愿意面对可能会触及伤痛的问题。这种犹豫会受到现实的挑战。我们一直都在与创伤打交道。"9·11"事件之后的大量资源给这个团体带来了丰富的创伤培训。接受关于创伤的培训，最终迫使我们必须面对我们自己的痛苦。在某些情形当中，揭开自己的个人伤痛与心理咨询师的文化规范相左。亚洲的文化就不赞同情感的表达，不管是言语的还是非言语的。一般来说，华裔的心理咨询师，但不是全部，受到了他们自己个人的以及文化的经验的挑战，他们尽自己最大的努力从基于其文化基础的价值观转向更大的治疗社团的价值观。

　　宗教/精神态度与经验的多样化及广度影响了整个团体。当我们在象征的领域做工作时，这些信念会涌现出来，将深层次的信念带入潜在的问题中。有些成员努力地想象一定有某些事物比自我更强大。另有一些人，作为其宗教信仰的一部分，认为只存在一个真正的神的意象。坦诚地面对神的多种意象与象征是沙盘游戏理论的一个重要方面，它是基于荣格对心灵的理解。对这个团体中的有些人而言，要接受一个与他们与生俱来的审美或宗教信仰相反的理论简直是一个改变人生的过程。这些心理咨询师在他们自己的精神的以及沙盘游戏的过程中，深入而勇敢地开展工作，以便抱持另一种现实。对有些人来说，出现了超越的体验，使得他们的个人、专业以及精神生活发生了深远变化。最终，很明显，那些留在项目中的人会致力于深度的自性化过程,这一过程会动摇他们的现实感,让他们面对未知,经常让他们与之前熟悉的生活方式产生冲突。

一个没有想到的事实是,华裔的心理咨询师一般来说都与他们远古的中国传统没有太多联结。通过对宇宙的体验与理解重新找回这些联结,这些远古的中国象征既有唤醒的作用,有时候又是被阻抗的。心灵的遗产被分裂的碎片正在进入意识与价值领域。

受训者的个人生活中的混乱状况也存在多样性和层次不一的情况。有些人的家族事业被"9·11"袭击摧毁了。有些丧失了亲人。有些人在培训过程中一直挣扎在深深的痛苦与丧失中,包括兄弟姐妹及配偶的丧生。还有些人面临一辈子照顾年迈多病的父母的问题。成员中还有很多人在培训过程中为寻找新的婚姻、难以怀孕,以及养育年幼的孩子而伤脑筋。有些成员生活中没有经历太多的变化或混乱状况,希望在培训中有所进展。他们想要阅读更多的资料、花更多的时间督导,希望节奏再快一些。这种种需求之间的矛盾都由领导者和团体成员共同解决。即使尽最大的努力去调适个人各方面的现实,如周六的时候允许带孩子去工作坊,但是对有些人而言,时间总是不凑巧。他们分身乏术,缺乏深度培训所需要的心理与身体的能量。我们都得要灵活地调节我们生活中的现实与局限。随着培训的持续,我们的生活也在继续。

团体中似乎出现了两条培训轨道:一种是将象征构造作为应对危机的短期速成反应方案,另一种则是追求沙盘游戏治疗的深度培训。我们尽力提供能接受并促进这两种层次的培训的环境。另外,很重要的一点是要在培训的任何时候让他们有机会改变主意,从聚焦于象征构造转变到聚焦于沙盘游戏治疗,或反之亦然。经过一段时间,很显然,只有具备足够的个人与专业资源,才有可能进行这种培训。我们所有的参与者都能获得个人的资源与支持。对有些人而言,支持来自他们的配偶、孩子、兄弟姐妹,或学校校长。除此之外,负责这个项目的顾问,希拉·布朗,是所有心理咨询师的个人支持。她知道团体成员的个人与专业的冲突,经常鼓励他们继续参与培训。布朗女士获得了各种培训的举办时间表,确保团体成员的其他培训时间与我们的会议不冲突,并在全地区以及个别学校教工队伍中,同那些不太理解或认同在学校使用沙盘游戏治疗的人进行商谈。有时候,她甚至帮助把某位心理咨询师转到另一个学校。她利用她的权力与影响力找寻资金,并在经费由于官僚作风被拦截后,使资金能够自由运转。她会把成功的经验告诉那些需要知道的人。她敢于直面那些针对使用沙子和沙具的批评,如认为那仅仅是游戏,沙子就应该在地上,会弄得乱七八糟,孩子们可能会偷走玩具,等等。她使得培训顺利进行。否则,我不可能做得了她的以及我自己的角色。我也不敢想象其他任何临床治疗师能做到。是我们的共同努力让这个培训有了生命力并能持续下去。

在实际的培训当中也存在多样化。我们犯过错误，尤其是在设计项目的时候。理想的情况是，如果我意识到培训会进行四年多，而且还会有新人加入的话，我会把一切都考虑得更清楚一些。相反，我们当时的课程往往只是根据心理咨询师在做学生工作时的需要而设计的。进入第二年的时候，最好是改变我们的设计以便有助于适应新的心理咨询师的需要。比如说，我们发现有些团体成员参加了两个关于炼金术的研讨会，而有些人则只参加了一次。我们确实是从最基本的结构开始的。每次有新人加入的时候，前两天我们都会再次提供象征构造的培训课程。我们会给新成员额外的督导时间，但是他们至少都错过了一年的培训。有些新成员会额外阅读一些资料，参加我主持的其他工作坊，或者参加其他的会议获取额外的培训。然而，有一个核心的团体没能获得这些资源。而且，更麻烦的是，我被弄糊涂了。因为同样的资料我必须讲授多次，我不能准确地记起我在每次课都讲了些什么，每个学员都学了什么内容。团体的性质一直在变化，不要求所有的成员参加所有的培训，加上我没有及时做记录，以及我顺其自然的教学方式，导致产生了一定的混乱。

尽管团体成员具有多样化的特征，但是他们在工作环境中的表现都非常好，具有很强的治疗背景。他们在时间、地点和共享的策略方面联系密切。他们作为团体的一分子都能深切地互相关心。除此之外，自从他们参与培训的第一个早上开始，他们就感觉到象征构造工作具有一种力量，能帮助他们完成在"遗址"地区学校针对孩子们的工作。我们可以假设他们都由不同程度的救助者原型的能量驱使着，也能够触及这些原型能量。他们都受到"9·11"纽约市"遗址"地区学校的情况的影响。他们感到自己的使命比他们自己的，甚至之前定义的专业生命更伟大。这些宏观方面在最困难的时候深深地影响着这个团体及其进程。

双重角色

我与希拉·布朗的合作是我的第一个双重角色关系。我们组织培训项目，与那些似乎对他们的投入有疑惑的人做工作，决定如何接近投资人，挑选购买的沙具与沙盘，并商议某个人是否能继续参与培训项目。我负责决定培训的必选内容，而她则决定是否有可能执行。我们密切合作，没有她，工作无法开展。我们成了朋友。我担任她的培训师以及有可能成为她的评估人，这一现实让人感觉不太好。幸运的是，希拉决定不专注于她的沙盘游戏培训，而重点关注管理团体的培训。

我拥有众多的双重角色关系的原因是纽约市获得 STA 认证的沙盘游戏治疗师与讲师成员数量有限。只有三位获得 STA 认证的讲师在大纽约区域工作。因此，我们都得为参与纽约市的沙盘游戏培训的成员提供个人沙盘游戏体验。我是三个中的一个。起初，象征构造是随着我和心理咨询师几乎每天在一起工作时出现并发展的。我直接根据我与心理咨询师及其学生的情况开展培训与督导。随着培训项目变得越来越稳定，资金有保障并进入沙盘游戏治疗的环节，其他的获得 STA 认证的讲师也来到纽约协助培训。我给心理咨询师分配个人沙盘游戏体验过程的治疗师。我挑选那些我认为能最好地处理双重关系的人来做个人体验。他们往往是那些更成熟、生活经历更丰富，在自己的生活中有更多双重角色的人。通过大量的过程处理以及双方的意识，或多或少产生了一些效果。这种角色的双重性让我在个人沙盘游戏体验过程中以及更大的团体工作中，在分享我的个人生活时会更加谨慎。然而，教学与临床工作是截然不同的。由于我在培训中使用了个案素材，跟着我做个人体验的心理咨询师非常熟悉我的工作风格与理论基础，超出了理想的范畴。这有时候也会导致困惑与紧张。如果我要展示他们的个案材料，我会怎么说他们？他们也像我在团体工作中讨论的个案一样吗？有些人认为和我一起做个人体验是一种特别的荣幸；也有一些人感到有压力，因为他们接受了"最好"的培训，所以要在沙盘游戏工作中做得"正确/完美"。还有一些人受到了负面的影响，因为他们相信跟我做工作的人会更了解我。在大的团体当中，同行竞争与嫉妒的问题就显现出来了。

此外，我的儿子也参与了象征构造与沙盘游戏培训时建构成套沙具的工作。许多咨询师见过他，也见到他在工作。这种近距离的接触实际上并没有产生我想象的那么多问题。他保持着低调，咨询师们也没有问他很多问题。我想，每个人都在保护他，也保护自己免于过度卷入。

我担任这些心理咨询师的倡导者，请求修改他们申请成为 STA 认证成员的标准。最终，我呼吁 STA 董事会考虑为整个 STA 组织设立其他的会员等级，以服务那些经济能力有限或难以获得沙盘游戏过程的地区的人。在我的学生，即心理咨询师当中推进 STA 的会员身份与高级培训方面，我并不是中立的。我大力倡导在纽约地区培养更多的认证沙盘游戏治疗师，我发现我自己并不是在袖手旁观，等着心理咨询师个人通过其沙盘游戏过程或其心灵自发地成为 STA 会员或沙盘游戏治疗师。大多数情况下，我大力鼓励他们参与象征构造或沙盘游戏治疗项目。尽管我一方面以积极的、公平的态度希望他们都成为象征构造或沙盘游戏治疗师，但是作

沙盘游戏治疗的督导

为评估者的角色，我知道他们可能不会也不能。明明对他们的意识与象征的深度工作能力还持有深深的怀疑态度，我怎么可能指望每个心理咨询师都成长为临床治疗师呢？倡导者与评估者这两个角色有一些冲突。我感到有必要定期与心理咨询师探讨他们的进展。坦诚地说出来似乎是包容紧张和角色冲突的办法。我最担心的那些心理咨询师真的离开了项目。是因为我在评估他们（也许没有直接告诉他们，但是我相信他们感觉到了），还是因为他们事实上并不适合我们这几年一直在推行的沙盘游戏培训呢？当然，我们不得而知。

我既是强力支持者，又是评估者，同时又是心理治疗师，这几种角色之间的冲突因为我们决定要提供象征构造的认证而激化了。这个决定是在我们努力筹资的过程中自然产生的。投资者希望知道咨询师能从培训项目获得哪些回报。象征构造的基本技能的认证似乎就很符合他们的要求。象征构造的认证标准是以 STA 的认证标准为基础的。例如，STA 认证要求有两篇十页的象征论文。对象征构造认证，我们要求两篇一到两页的论文。我作为支持者和倡导者的目标是帮助心理咨询师逐步达到 STA 认证的要求。然而，认证过程又把我推到了评估者的角色当中，由我来评估他们的工作是否足够好。我作为普通教育者的角色的观点是只要学生足够重视，就很好了。最后，我继续秉持我作为教育者的立场。我主要评估他们的努力程度与论文的质量，最低限度地评估他们的临床技能。当然，我作为评估者的角色影响了咨询师的个人体验过程。对有些人来说，不参加认证项目是很纠结的事情。对那些和我一对一工作的人，不管是否进行认证，都是更加有意识地去做的——这并不是说我们每个人不能同时具有意识和无意识的特征。

在我担任培训师的角色时，有一点分歧之处令我有时感到很沮丧，因为有些咨询师不愿意付出更多的努力以满足培训的要求。我得在意识层面提醒自己关于自性化过程的特性、我的学术偏见，以及我对"工作伦理"的解析。我还会告诉自己，不是每个人都愿意付出努力，以满足书面拟定的要求，他们总会有种种可信的理由。我发现我很难容忍那些我认为在临床技能方面有天赋的人也这么做。我特别希望他们能在培训上有所进展，从而获得"认证"。最后，我能够或者说被迫将培训要求与应用在我的学生身上的深度心理学的原则保持一致。每个成员的自性化过程比我们的项目的培训目标更为重要。

希拉和我达成一致意见，支持那些对培训付出最多努力的人。我很高兴有些人既有天分，又对培训项目很投入。我们确保这批挑选出来的人首先有机会提出接受个人督导，其次，如果我们有额外的资金来安排个人督导，他们也会是最先享受到的。然而，我认为那些对认证不太感兴趣的人从培训中获益就要少一些。我们的资源都用于支持集体层面的"合法化"。

在STA组织，沙盘游戏治疗师的候选人都会被分配一位顾问或导师。咨询师们经常会带着问题以及他们在成长为沙盘游戏治疗师的道路上就碰到的困惑来找我。我通常每天回复四到五次邮件或电话。这种互动很耗时，有时候还会干扰培训或面谈时间。我争取在大型的团体培训当中先花15分钟时间回答一般性的问题。然而，对那些英语为第二语言的人，他们还需要大量的支持去理解和澄清这些要求。我曾经请纽约市以外的STA会员担任顾问的角色。有一些人积极地响应。我发现管理培训项目本身以及管理心理咨询师的数据这两个方面的细节问题都很令人头疼。我总是让那些参加我的培训的人自己为自己负责。在这个团体中，管理数据让我感到有压力。我不想去做，最终有些感觉功能倾向更明显的咨询师制作了表格，并跟踪了所有培训课程的主题。在有其他人加入我们的基金会时，我也得管理他们的票据、日程表以及特别问题与需求。这些工作有时也很累人，因为我还得继续我的专业生涯。此外，尽管我们每个月一次的客座授课对我们来说是一次难得的机会，但是这种讲课通常要花掉我的周五晚上和周六全天的时间和精力。通常那些客人会和我的家人待在一起。希拉·布朗知道我投入的时间，她建议我适当地收些费用。少量的可以收费，但是大多数没有。希望彻底地做好每件事情与让一切正常运转两者之间存在明显的冲突。

在这种基于危机的团体培训过程中，双重角色是难免的。我们很显然没有足够多的STA会员担任教师去做不同的培训项目。某些角色冲突导致不可能为所有的咨询师提供"纯净的临床"过程。幸运的是，沙盘游戏工作本身进展顺利，为每一位咨询师提供了富有价值的深度体验。正是由于我们的不完美，我们一起工作、一起努力地发现怎么做才最好以及不能对学生做什么，这些部分基于我们自己的"艰难"经历。

在学校或在任何环境下处理如此大的一个危机，要求具备以下特点：（1）灵活性；（2）愿意与管理人员密切配合；（3）快速反应以树立组织的信任。培训负责人必须懂得组织的实质并愿意满足这些需求。我认为正是因为我们愿意卷入这些麻烦，去做当时看来必须做的事情，公开地去犯错，才会有这个培训过程的发生。我们都能够也愿意去说："我们再用另一种方式试试吧。"任何试图从方法论上思考的人都会说这不可能做到。我也相信他们也许是对的。当我们自己经历了这一过程，我们才能了解什么是可能的。

沙盘游戏治疗的督导

团体动力

这个团体的精神是大家互相支持、互相信任、互相关心，对学习象征构造/沙盘游戏的学生也是如此。其阴影的一面则是竞争、嫉妒与小集团主义。虽然和其他许多团体一样既有优点也有不足，但是象征构造/沙盘游戏团体的不同寻常之处在于，它总是朝着培训的目标在努力，致力于调节其阴影的特质。更具体地说，这个团体的优点有以下几个方面：（1）有共同的使命；（2）认识到这个培训是服务于专业与个人发展的；（3）有一个权威的团体领导者；（4）有个人的自我资源。咨询师们报告说他们最初深深地投入培训中就是因为沙盘游戏在治愈儿童中所起到的作用。很多人说培训给他们的工具箱里又增加了一项工具。有的说这是一次他们增进其专业选择的机会，包括有可能成为 STA 会员，或者在将来自己私人开业等。然而，更重要的是，几乎所有人都说最终他们意识到，他们自己在心理与精神上都得到了成长。有一位心理咨询师这样写道："这是为我们好。"希拉·布朗作为这个团体的负责人，在学校系统内有着法定的权威，具有强大的势力，她提出的问题必然能得到回应。在某种程度上说，是她的声音保证了这个团体良好的培训效果。此外，每一天每个成员都带着一种公平、自愿的心态去探索个人问题，同时具有自我反思的能力，很好地支持和维持了团体的进程、培训任务以及个人的发展。

很重要的一点是看这个团体是怎样形成的，它的成员特征以及决定这个团体精神的关键互动是什么。2号地区的心理咨询师们紧密团结在一起，因为他们既要分享"9·11"的悲痛体验，又要在混乱中承担起照顾他人的角色。我们的组团方式是先挑选，然后由他们自主选择。被挑选来参与这一特别的培训项目增加了团体的凝聚力。整个团体都有一种"要做某件大事"的感觉。在某种程度上，希拉和我也在帮助他们培养这种感觉。我们知道咨询师们需要付出极大的努力来投入培训当中，我们也希望他们感到这是值得的。在这个培训项目中大家更能感到强有力的价值感与支持。这种价值感与支持是这几年培训的重要基础。虽然在所有的团体中都会有一些人们预期的积极行动，然而在我们这个团体中，有足够多的人能够感受到互相支持与共同的愿景，在任何时候都能让整个团体重新找回凝聚力，维持正常的团体进程。

最后，与其他团体可能存在的问题一样，资源稀缺、剥夺以及同行竞争等问题都开始涌现出来，而且大多数问题表现在培训当中具体的材料、沙具、沙盘等方面。最初的大约六到八个月，团体成员都在对彼此需求保持高度敏感性的情形下，分享所有的资源。在最初形成的团体中，每个成员都有整套的沙具和装满沙子的沙盘。在不断增添新的沙具的过程中，更多的冲突发生了。有些心理咨询师在同一所学校，我们觉得有必要把这些资源分配给各个学校。这意味着某些自己一人待在一所学校的人就会得到更多的东西。此外，有些心理咨询师用自己的钱买了一些材料来充实沙具库，在发放新东西的时候，有些人就觉得他们应该得到更多。那些自己掏钱买沙具的人就恼火了，因为他们觉得自己花钱买沙具亏了。还有，有几个心理咨询师在同一所学校，他们就把沙具据为专有了，因为他们用自己的资源扩充了他们的沙具库。

在第一年稍晚的时候还出现了另一个不稳定的因素。随着大家的技能水平与投入程度越来越多样化，越来越清晰，我们决定让那些更有经验的临床治疗师从象征构造工作转入沙盘游戏治疗。这一组人得到了额外的沙盘，并被允许在与学生工作时使用水。这种变化给临床治疗师带来了一些不好的感觉，他们要求每个人都要有两个沙盘，然后又纠结于我的评价，认为有些心理咨询师比其他的更出色。有些人认为，有的有两个沙盘，有的只有一个，这是断然不公平的。虽然很难，但我还是开诚布公地告诉他们我是依据临床技能的评估而做的决定。不可避免地，这导致团体中产生了紧张的气氛。这会造成"有两个沙盘"的人和"没有两个"的人产生各自的联盟吗？付诸行动的似乎总是那些得到我和希拉拿到团体工作当中的新沙具的人，以及在自己没有沙具的时候能使用其他人的沙具的人。希拉和我处理问题的办法是，支持那些自己花钱买沙具充实沙具库的人，并坚持认为沙盘是为了孩子们的工作，需要分享，并决定每个心理咨询师只有在被我正式许可的时候才能使用一个湿沙盘（在所有的情形当中，都是由我们提供沙盘）。没有人愿意让这种紧张危害到团体培训。我注意到有些咨询师与那些不安的成员更亲近，可能会干预并理顺关系。他们会找到一些微妙的方法让团体完好无损。

我们的目标不是在团体中解决情绪问题，但是有时候为了维持团体正常的工作还确实是这样做的。希拉担任材料分配员与冲突协调人。她非常公平，她的决定就像法律一样被接受。她很少责备团体成员，在有必要的时候，她要求回归到服务儿童这一首要任务之上。她很认可个人出资买沙具，也希望支持而不是反对这种做法。这就为整个团体创造了一种精神。如果有人因冲突来找我，我就把他们送到希拉那儿去解决。希拉和我之间会就某个团体成员的行为进行沟通，我相信这种沟通能让我们掌握这个团体的进程，减少我们的矛盾爆发。通过这种方式，我们担任这个团体的共同领导者，希拉是行政管理事务的权威，我则可以跳出大多数的日常事务，在团体中保持一个更中立的立场。

总的来说，尤其是第一年，沙具和沙盘的分配都是很平均的。某个人所做的笔记与表格也经常是在整个团体中分享。父母知情同意书都是用中文和西班牙文写的，所有的心理咨询师都可以使用。大家都高度关注各自的需求、体验与优势。某位咨询师可能想起另一位咨询师缺少某个沙具，然后会帮助寻找。如果一个咨询师在早期曾经治疗过某个孩子，那些资料或文件会被拿出来分享，如果碰到难点问题大家也会提供情绪方面的支持。

在我们引进新成员之后，情况就变得更复杂了，这是总项目的一部分，计划在各个学校当中把象征构造/沙盘游戏制度化。我们在培训中凸显"特殊性"时不经意间传达的"排外"思想在我们吸纳新成员的时候得到了体现。一个人"什么时候"加入团体是识别自己在培训项目中的身份的关键方法。这对大多数最初没加入团体的人来说是一个持续性的问题。这个问题的表现之一是，认为如果你有更长时间的培训经历，你就更特别、更幸运，或许更重要。你在培训项目的时间越长，获得的沙具会越多，得到的个人指导或督导的时间会越长，越有可能获得象征构造或沙盘游戏治疗认证。

我们为最初的团体提供的最"特别的"经历是成员都有机会与STA的会员进行会谈，每两周一次，为期一年，安排在项目的第二年。到第三年，我们就没有足够的费用为新成员提供这个机会了。我们要求新成员与导师，即最初的那个团体中的高级学员，进行三到四次会谈。我们尽量将那些不是朋友或不在同一个学校的人搭配在一起。对有些人来说，与一个"同辈"做几个沙盘是可行的；而对其他人而言，则会产生权力、脆弱性与联盟的问题。无论哪种情形都不是安全的解决方案。这种安排与判断的错误对培训产生了深刻的影响。要求完成的几次个人体验经常没有完成，新成员因此没有机会做自己的沙盘。个人体验的缺失既不利于成员了解沙盘工作的力量，也影响了培训本身的效果。接下来的一年，我们决定用我们自己的钱让所有的新成员都能与STA的会员进行三次沙盘游戏个人体验。事后看，这是我犯过的最大的错误之一。我让情况偏离了培训的最基本的事实：一个临床治疗师只能引导一个人进入他们曾经体验过的水平。如果意识更聚焦的话，我可能会采用不同的方式解决这个问题。

广泛地说，我认为文化与民族精神是团体动力的一部分。一段时间以来，整个团体变得越来越中国化。有时候，华裔团体成员互相之间会说中文，因此，说非中文语言的成员无法加入谈话。同时，犹太裔学员有时会说意第绪语（Yiddish）。经常都不知道大家在说什么，谈话就又回到更大的团体范围。华裔学员和犹太裔学员总是带吃的东西到会场。我们经常请那些华裔成员帮我们到唐人街购物，他们在那儿可能会买到更便宜的沙具。犹太裔和意大利裔学员比华裔学员更善言辞。我们大多数的华裔咨询师也是基督教徒，他们常常纠结于神性象征的多样化，而西班牙裔、非裔美国人和白人基督徒对此就能很好地接受。这个团体最好的一点是成员们都乐于分享他们的民族与文化多样性。比如说，我们在研究童话时就收集到了很多版本的灰姑娘的故事，来自每一种文化的成员都贡献了他们的童话故事。从众多文化的角度自然探索象征与故事，让我们感到很充实。

随着团体成员不断加入，整个团体也变得越来越大了，培训的层次需要更加差异化。两个最有临床培训经验的心理咨询师加入了我正在进行的纽约市沙盘游戏培训班。我相信这些咨询师在加入一个既有技能又很敬业的专业人员队伍后，会得到更好的培训。许多纽约市的心理咨询师知道这些学员的"特殊地位"。由于他们当中有个人刚退休，另一个人在学校开展另一个心理治疗培训项目，这样我想团体里应该不会有太多不满情绪。有趣的是，在纽约市的心理咨询师谈论他们正在进行的项目时，有些学员会为那些学校的心理咨询师能得到免费的培训机会感到愤愤不平。成为一名认证的沙盘游戏治疗师是一个很昂贵的培训过程。幸运的是，希拉·布朗很乐意邀请所有的沙盘游戏学员参加由市外的 STA 的讲师举行的周六报告会。咨询师们与我正在培训的团体之间的互动丰富了每个人的体验。华裔心理咨询师们将他们的对进行遗产与象征的理解以及中国的心灵带到了非华裔团体；学校心理咨询师们对沙盘游戏工作的深度有了更大的兴趣；正在接受培训的团体也认识到可以把沙盘游戏工作运用到机构当中，或用于解决许多儿童生活中的艰难现实。

更复杂的情况出现在我们的培训的第四年和最后一年。最后一组新加入的咨询师中有几个刚毕业于艺术治疗培训项目，之前由学校安排由一位最早接受培训的经验最丰富的临床治疗师给他们做督导（她就是我前面提到过的转到我的沙盘游戏培训团体的两人中的一个）。她对他们培训得很好，对他们而言这是一种天然的资源。他们认可她，经常听从她的观点。其他咨询师中有部分人把这种小团体看作一个小圈子，这个小圈子更重视深度工作（并不是所有的心理咨询师都认为重视深度工作是恰当的），或许更理解我所教的理论。这个小团体的一个显著表现就是他们在培训的时候会坐到一起。此外，这个小团体的成员都属于同一个种族。我不知道是否发生过种族歧视问题，因为我没有直接看到或听到他们说过。但是我觉察到会有种族歧视的问题表现出来。大多数时候能感觉到团体中隐含的紧张氛围，只是（就我所知道的）没有表达出来而已。我的感觉是，有些没在这个小团体当中的咨询师，可能会无意识地运用他们的协调技能平息紧张的气氛。所有这些都表明，最清晰的小团体成员的身份认同发生在咨询师进入培训项目的年份。

团体精神的一个方面是对专业发展的支持。心理咨询师互相帮助以便获得象征构造项目的认证，并向 STA 的会员认证推进。他们在各个方面都互相支持，表现了他们对这一过程的深切投入（这种深切投入是在多年的共同工作中发展起来的）。他们会一起写作论文，还会分工确定各自最后要交的资料，也有些人寄希望于对方能挺身而出。他们进行非正式的同辈团体督导，以支持他们的临床工作。他们互相为对方购买沙具，在培训课上，某个有意义的沙具经常是特地为某位咨询师而准备的。当某位咨询师获得象征构造认证后，大家都会送来温暖的祝福。

在回顾我们这个团体体验的动力模式时，我觉察到其中包含一种产生于混乱、迷失与不确定性的令人惊讶的稳定与融合。我也不能肯定究竟是什么促进了团体的动力。然而，我认为我们成功的关键因素包括以下几个方面：（1）具有深刻本质的共享体验；（2）强烈的信任、公平与对个人需求的尊重的价值观；（3）深刻的精神导向（共享服务达到更高的价值）；（4）团体成员显著的心理学技术水平；（5）一个充满慈悲之心和合法权威性的团队领导；（6）体验式学习模式的运用。

最初的团体成员都怀着一种深切的悲痛，并将悲痛化为力量。他们不愿意"9·11"中的孩子们没人照看，也不愿意他们自己相互之间缺乏关注。也许某些成员的强烈的精神导向与价值观反映在他们对所有团体成员的慈悲之心上。他们尤其善于运用心理学技术去支持他们的基本价值观，这样顺带也使得整个团体完好无损。有些学员在我们的培训项目的前三年都在一个团体工作。他们在那儿学到的技能对我们都很有用。此外，所有的咨询师都说他们很快就觉察到了象征构造和沙盘游戏治疗的力量，他们希望了解并负责任地运用它们。这些因素证明了团体成员的特点与经验。

一个有着慈悲之心、奉献精神与合法权威性的团队领导使得团体具有凝聚力。希拉能解决难题，明确付诸行动的事项，做出行为榜样，并提醒团体成员学习象征构造与沙盘游戏治疗的最终目标是要造福儿童。她和我在有必要的时候很融洽地共同领导，有时候我会把领导权让给她。我对她的敬业精神的信任使得我可以专心于教学与临床事务，而不至于被团体动力问题压垮。

体验式学习模式会为团体成员带来持续的个人经验。发现个人自己心灵的过程是有力而且均衡的。很显然，我们每个人都是人，都有痛苦挣扎，也都有阴影（我们自己会拒绝或至少不知道的方面）。我在最开始上培训课的时候，往往从一个练习开始，我请参与者挑选出他们最不喜欢的沙具。大家在笑声中，就知道了我们所憎恨的东西是什么，也就能接受阴影的概念以及我们是如何把阴影投射到他人身上的。我们能认真地、幽默地对待我们自己的工作。

在开始做这个象征构造/沙盘游戏治疗培训项目的时候，我还不知道这个心理咨询团队会成为美国在创伤应对方面最好的团队之一。用来培训和支持"遗址"地区学校心理咨询师和教师处理弥漫在下曼哈顿地区的人们生活中的巨大创伤的资源保障是不同寻常的。这个团体本身就能保持完好无损——由于它的族群多样性、技能、心理学方面的天分、对更高的愿景的投入、高度的慈悲之心以及乐于探索未知的及令人不快的事物的态度等。我们已经做得"足够好"了。象征构造，这在外面的社团看来是很难做到的，我们用我们自己独特的多元角色关系完成了我们要做的事情。

沙盘游戏治疗的督导

第十六章 问题与探讨：面向中国心理分析方向硕士生的督导

申荷永 高 岚

1998 年位于中国广州的华南师范大学开始有了心理分析与中国文化方向的硕士生教育，2002 年该方向获批博士点。无论是硕士还是博士项目，沙盘游戏治疗都是研究的主题之一，也是最具吸引力的临床技术之一。这一心理分析方向的研究生项目是中国唯一的一个，得到了国际分析心理学会（IAAP）、国际沙盘游戏治疗学会（ISST）以及美国沙盘游戏治疗师协会（SAT）等专业机构的大力支持。

作为这个研究生项目的导师，我们一直致力于在两个层面培养学生：（1）为学生准备硕士论文或博士论文而做的沙盘游戏治疗方面的研究进行督导；（2）提供沙盘游戏在临床方面的使用的基本培训。大多数学生完成了由 ISST 或 SAT 会员提供的 100 个小时的沙盘游戏治疗培训课程（讲座与研讨会）。

本章，我们主要讨论我们在督导和培训过程中碰到最多的问题：

- 沙盘游戏治疗的治愈作用是什么？
- 在沙盘游戏治疗中治疗师的角色是什么？
- 怎样才能成为一个优秀的沙盘游戏治疗师？
- 西方的治疗方法怎样才能有效应用于中国？

作为督导师，我们的角色不是给出"答案"，而是与被督导者探讨这些问题的意义及其理解。

沙盘游戏治疗的治愈作用是什么？

我们的学生刚开始学习和实践沙盘游戏时，大多被它的治愈力量所吸引，并对以下问题充满好奇：沙盘游戏为何有治愈作用？它的治愈作用类似于佛教吗？它的治愈作用来自哪里？它是奇迹般带来治愈还是可以通过经验来验证？

作为多年的心理分析专业的教授与督导师，我们也曾问过自己类似的问题：在分析的过程中最重要的治愈因素是什么？这个问题很重要，因为它激发我们对治疗工作的反思，以及对我们的专业的深刻理解。

尽管治愈通常情况下是从混乱中涌现出秩序的复杂性现象，我们还是可以探索一些与之相关的变量。我们经常讨论的五个变量分别是：治疗师、来访者、治疗师与来访者的关系、沙盘游戏的设置以及沙盘游戏技术本身。我们认为这些变量是转变与治愈的基本条件。

围绕这五个基本变量，我们以下列三个关键词为中心对沙盘游戏治疗进行讨论：

1. **无意识**：我们认为沙盘游戏是无意识水平的工作。
2. **意象**：通过运用象征而展现出来。
3. **感应**①：《易经》第 31 卦的意义，得之于心，应之于心。

治愈的关键可以从心中找到。多拉·卡尔夫非常理解这一点。她引用《易经》第 29 卦（坎卦，其象为水）作为她的书的结语（2003）："习坎：有孚，维心亨。行有尚。"卡尔夫补充道："在沙盘游戏中记住这一点。同时也要记住，当我们能够获得如此的体验，获得内心的和谐时，我们就能够谈论恩赐和完美。"（p. 140）

中国有句谚语叫"心病还得心药治"。它表明了中国文化中的治愈过程的观点。正如《易经》第 29 卦所言："维心亨。行有尚（如果你真诚，你在内心就取得了成功，无论做什么事情都会成功）。"（Wihelm & Baynes，1961，p. 115）。因此心诚能产生感应，而感应的力量能闯开并穿透所有的困难。这就是我们怎样通过中国文化的智慧来看待治愈的。

还有一个中国谚语叫"得心应手"，源自梦蝶的道家庄子（Zhuang Zi，1997，p. 261）。从心到手的运动是沙盘游戏中的一个具身体验的过程，也是一个通过手来创造的过程。正如茹思·安曼所言，它鼓励从模糊的身体感觉或情绪转化成沙盘中创建的可见的、有形的、三维的意象："那些沙

沙盘游戏治疗的督导

---

① 《易经》中有三个重要的元素：（1）乾（第 1 卦），天与阳之法则；（2）坤（第 2 卦），地与阴之法则；（3）咸（《易经》第 31 卦），人类与感应的法则。

咸卦（感应）由兑卦和艮卦结合而成：兑艮。

☱兑 ☶艮

"咸"与汉字"感"之间有联系，"感"（影响，带着情感与情绪）表达的是互动的意义，正如影响与呼应的过程。汉字"感"由咸"（卦名）和"心"结合而成，"咸"在"心"上，构成了一个汉字。

咸卦为我们提供了一种意识与无意识的心理学。咸卦之卦象包含乾与坤（中间三根阳爻，顶上一根阴爻，底部两根阴爻），代表天与地作为一个整体之间的影响与呼应。这样的境界超越了自我-意识，形成了心与心理之状态。

画就像是一个人的心灵大厦的窗户，能让治疗师或分析师与沙盘游戏者的内心生命有着直接、深入的接触。"（Ammann，2005，p. 2）

在分析心理学里，与内在世界的接触是治愈之方法。正如荣格（1965）指出的，他的创造性工作乃至治愈与成长过程真正始于"面对无意识"。"追求我的内在意象的那些年是我生命中最重要的部分——每一件重要的事情都是那时候决定的。"（p. 199）荣格在此是强调心灵的现实性、腓利门（Philemon）的心理学意义（代表敏锐的洞察力）、自性如何通过象征性的意象如曼荼罗而涌现，以及积极想象的重要性。来自无意识深层的意象有助于我们理解心灵的运作机制与治愈功能以及沙盘游戏治疗的力量。

在沙盘游戏治疗中治疗师的角色是什么？

沙盘游戏通常被描述为一种非语言、非指导性的治疗形式。于是，学生们想了解治疗师在治疗过程中扮演什么角色。他们希望知道治疗师在沙盘游戏过程中需要做的所有的事情。

我们强调沙盘游戏治疗师的重要性。通常我们与学生讨论多拉·卡尔夫教给我们的观点：为治疗创造一个自由而受保护的空间。这是首要原则，也是沙盘游戏治疗中转变的一个基本步骤，或者说只有当治疗师能提供这样一个空间时，转变或转化才有可能发生。

我们用中国的术语**境界**（心像、理解的层次、思维状态），从以下几个方面的基本意思来定位沙盘游戏治疗师的角色：治疗师是治疗的容器，治疗师的人格也会影响治疗过程。中国传说中的求雨者的故事有助于我们理解沙盘游戏治疗师的角色。荣格建议他的学生在做关于积极想象的研讨会时一定要讲这个故事。当求雨者为久旱不雨的村庄求雨时，别人问他："你做什么了？"他说："噢，很简单，我什么也没做。"然后他向困惑的人们解释："我来自一个处于道，即平衡的地方。我们有雨露、阳光，万物有序。我来到你们这个地方，发现这里很混乱。生活的节奏被打乱……当我把自己调整好的时候，周围的一切就正常了。"（Chodoro，1997，pp. 19-20）。

这个故事的意义在两个中文词中都能找到——**无为**（不行动）与**感应**（心的感动和心的呼应）——这是道家哲学的核心。老子曾说过："为无为，则无不治。"（Chen，1992，p. 145）"致虚极，守静笃。万物并作。"（Chen，1992，p. 111）"无为"是一种高度成熟的、和谐的精神状态，会影响我们周围的环境。

在《易经》中我们也看到了同样的教诲："易无思也，无为也，寂然不动，感而遂通天下之故。非天下之至神，其孰能与于此？"（Qinying，

1993，p. 309)

卡尔夫对《易经》（第 29 卦）的理解与运用反映了这些信念，我们也用同样的方式来谈论治疗师在沙盘游戏治愈过程中的作用。这是**无为和感应**的本质。在和谐与平衡的状态中，是不需要"作为"的；治愈过程会随之展开。

怎样才能成为一个优秀的沙盘游戏治疗师？

我们的学生都知道 ISST 和 STA 的基本培训要求，但是非常希望能超越这些要求。他们不仅希望达到这些要求，还希望深入理解沙盘游戏。

多拉·卡尔夫（1991）说过，为了能开展沙盘游戏治疗工作，治疗师/咨询师除了参加心理学培训，还需满足两个重要的先决条件：(1) 具有深厚的象征语言的知识；(2) 能创建一个自由而受保护的空间。

除了这些要求之外，卡尔夫还特别强调治疗师个人发展的重要性："一个人必须在他自己的心理成熟过程中体验过这些象征及其功效。只有经过这样的实践，才有可能有效地追随来访者的体验。"（p. 14）而且，"我们想要为他人调解的，应该是自我们自己的体验中涌现出来的……一种对于深植于自己的积极潜能的体验——这一体验能保证内在的安全，从而能为他人创造出一个受保护的空间"（p. 15）。

古根鲍尔-克雷格（Guggenbuhl-Craig，1998）运用内在治愈者（inner healer）的原型来强调治疗师心理的重要性："治愈是一种可以学习的技术。但是那些内在治愈者很弱小的人，即使有精湛的技术与广泛的知识，也会对病人带来危害。"（p. 408–9）成为一个符合伦理规范的治愈者、萨满或炼金术士，都必须在最深的原型水平努力。

中国禅宗佛教的创始人惠能，也有一句类似的说法：心的本质是自足。对禅宗佛教徒来说，明心见性是基本的原则或目的，同时也是一种实践。

因此，唤醒并发展内在治愈者是成为一个合格的荣格心理分析师以及优秀的沙盘游戏治疗师最重要的事情。我们发现支持我们的学生的内在治愈，同时帮助他们学会使用象征的语言，培养他们创建自由而受保护的空间的能力，有助于他们成为合格的、能真实理解沙盘游戏的治疗师。

西方的治疗方法怎样才能有效应用于中国？

这个问题表达了中国人对沙盘游戏的有效性的犹豫或怀疑态度。同时，人们又很想了解，中西方的沙盘游戏治疗有没有什么不同。

本土化的心理学运动正在中国开展。如果学生们把沙盘游戏看作一种完全西化的治疗方法，那对它的有效性的质疑是合理的。但是，事实上，如果我们回顾一下沙盘游戏的历史，会发现那是另外一回事。

卡尔夫在创立沙盘游戏疗法的时候利用了三种主要的资源：洛温菲尔德的游戏王国技术、荣格心理学以及中国哲学。在她的书的第一章，卡尔夫（2003）指出她是采用周敦颐的思想作为她治疗儿童和成人的原则。卡尔夫有效地将《易经》、阴阳、五行、八卦运用到沙盘游戏治疗当中，包括意象及其变化、运动与关系（见图 16-1）。

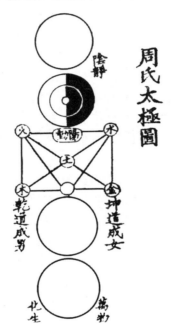

图 16-1　周敦颐的太极图

马丁·卡尔夫（Martin Kalff，2003）说他母亲自小学习汉语："我母亲很小的时候就在恩加丁（Engadine）上女子寄宿学校。她的希腊语老师鼓励她学梵文，后来，学一些基础的汉语。她就是在这儿发现了对东方哲学，尤其是道家哲学的兴趣。"（p. vi）

根据米切尔和弗里德曼（Mitchell & Friedman，1994），卡尔夫有两个梦激发她去发展沙盘游戏疗法，这两个梦都与中国有关：

与其把沙盘游戏发展为分析工具的兴趣紧密相连的是卡尔夫长期以来对亚洲哲学的兴趣。在她重新定位做出改变的时期里，她对亚洲的兴趣通过两个梦被带入更清晰的焦点上。据她的儿子马丁讲述，她的第一个梦的背景是在中国西藏，在那里两个僧人走近她并给她一个金色的矩形工具。这一礼物有着隐含的意蕴，她对此的理解是她需要挥舞这个工具。当她这样做了之后，地面出现一个开口，一直穿透到世界的另一边——西方，从那里她看到了太阳的光芒。（p. 50）

卡尔夫请爱玛·荣格（Emma Jung）分析这个梦境。我们不太了解她们是怎么做梦的工作的，但是米切尔和弗里德曼说过，通过她有关东方的知识，爱玛·荣格帮助卡尔夫理解了东方的信息，并鼓励她努力联结这两个世界："多拉·卡尔夫第二个具有重大意义的梦发生在荣格去世的当晚。在梦中荣格邀请她共进晚餐，餐桌的正中央是很大一堆大米，荣格指着大米，指出卡尔夫应该继续她对东方的探索。"（Mitchell & Friedman，1994，p. 51）

荣格去世的日子是1961年6月6日，卡尔夫就是在这一天做的这个梦。我们可以非常清晰地看到梦境中的沙子与沙盘——大米与餐桌。像爱玛一样，荣格也鼓励卡尔夫更多地了解东方。多拉·卡尔夫与东方的联结是沙盘游戏疗法发展历史上的一个重要的部分，有助于我们了解它的理论与原则。

除了沙盘游戏与中国文化的历史渊源，我们还讨论了沙盘游戏的通用语言及其在不同的文化语境中的局限性。我们认同沙盘游戏是一种通用语言，但是，与此同时，沙盘游戏的过程还是受到文化因素的影响。然而，我们不认为文化差异与影响是一种障碍，而是具有启发性的、有益的。例如，许多象征具有特定的文化含义，如龙、麒麟、狐狸、蟋蟀、蝉、魔法师等。我们认为在不同的文化当中，如在中国，体验沙盘游戏，能为学生以及从业者提供宝贵的机会去理解并接受文化差异。孔子曾提到，君子和而不同。我们希望沙盘游戏的实践在中国也能秉持同样的精神，发扬统一，接受差异。

结论

荣格和卡尔夫都从中国及中国文化当中学到了很多东西，让我们在开始沙盘游戏治疗工作的时候多了一份熟悉的感觉和信心。然而，通过教授与督导沙盘游戏，我们意识到荣格和卡尔夫毕竟不是中国人。因此我们需要通过我们自己的沙盘游戏工作探讨和反思我们中国人的心灵。这是一个艰难的历程，但值得付出努力。

沙盘游戏治疗在中国还是一个新生事物。在 IAAP，ISST 和 STA 的

沙盘游戏治疗的督导

支持下，中国第一代沙盘游戏治疗师正在成长的路上。他们在一步一步地学习这种神奇的治疗方法，并通过实践积累经验。与此同时，他们的研究与实践反映并展现了沙盘游戏的中国意义，并将中国文化的优点带入沙盘游戏治疗当中。

参考文献

Ammann，R.（2005）. Foreword to the Chinese version of *Healing and transformation in sandplay*. Guangzhou，China：Guangdong High Education Press.

Chen，G.（1992）. *Laozhi: Modern translation*. Changsha，China：Hunan Publishing House.

Chodorow，J.（1997）. *Introduction: Jung on active imagination*. Princeton，NJ：Princeton University Press.

Guggenbuhl-Craig，A.（1998）. The necessity of talent. In M. A. Mattoon（Ed.），*Florence 1998 IAAP conference, destruction and creation: Personal and cultural transformations*. Switzerland：Daimon.

Jung，C. G.（1965）. *Memories, dreams, reflections*. New York：Vintage Books.

Kallf，D.（1991）. Introduction to sandplay therapy，*Journal of Sandplay Therapy*，1，9−15.

Kallf，D.（2003）. *Sandplay: A psychotherapeutic approach to the psyche*. Cloverdale，CA：Temenos Press.

Kalff，M.（2003）. Introduction to *Sandplay: A psychotherapeutic approach to the psyche*. Cloveradle，CA：Temenos Press.

Mitchell，R.，& Friedman，H.（1994）. *Sandplay: Past, present and future*. London：Routledge.

Qinying（1993）. *Book of changes*. Changsha，China：Hunan Publishing House.

Wilhelm，R.，& Baynes，C.（1961）. *The I Ching, or Book of Changes*. Princeton，NJ：Princeton University Press.

Zhuang Zi（1997）. *Zhuang Zi*. Wang Rong-pei trans. Changsha，China：Hunan Publishing House.

第十七章　培养面对儿童的治疗语言

朱蒂·扎帕科斯塔

对于希望利用沙盘游戏治疗儿童的治疗师而言，督导是一个提升我们的接纳与观察的临床能力的最佳机会，也有利于我们加深对沙盘游戏在促进儿童的心灵治愈方面的理解。除此之外，督导体验也有助于我们理解象征与隐喻在沙盘游戏中的治愈催化剂的作用。

儿童通过游戏、沙盘游戏的意象以及自发的故事，在引导治疗的进程。在这个过程中，只是和孩子们待在一起这个要求就有许多不同层面的理解。督导给治疗师提供了一种体验，让他能更多地觉察到沙盘游戏过程中发生的变化。它邀请临床治疗师去探索，与儿童的深度和谐一致的体验，怎样影响治疗的环境。督导帮助我们探索并理解沙盘游戏过程中促进包容与安全的治疗环境的沉思时刻是如何出现的。

大家一致认可的一个原则是，沙盘游戏作为一种治疗方法，提供了一个调节的过程，在这一过程中来自心灵内在世界的意识和无意识的信息可以以新的方式进行组织，并为人格的发展提供治愈力与新的外在稳定性（Kalff，1980）。在早期的督导中，就形成了尊重自由而受保护的空间的文化。这种文化包含了多拉·卡尔夫发展沙盘游戏治疗的基本要求，并建立了关于治疗师的"在场"（presence）的重要性的信念体系。其次，培养了对容纳的重要性的信念。这种容纳可以想象为早期的母子统一体，可以发展健康的依恋关系并提供安全和保护的空间。

沙盘游戏的独特之处在于，容纳体现在三种不同的形态当中。一是在沙盘本身的特征当中；二是在治疗的二重关系当中；三是在治疗室内，提供了安全、与外界隔离的环境。为孩子提供自由而受保护的空间的重要性在沙盘游戏中是不言而喻的，象征在沙盘中的治疗媒介的作用也同样如此。

理解隐喻的语言

督导能让我们理解孩子们是如何在玩游戏的过程中自然地使用某种隐喻作为治愈的催化剂的。隐喻作为治愈催化剂的方式，以及如何审视并扩充解释隐喻的方式，在督导中往往是了解得不多的因素。通过孩子们玩沙子时使用的语言，可以观察到他们的隐喻语言。孩子们可能会兴奋地叫道："真不敢相信我让这些家伙这样站在沙子里！"听到隐藏在这句话背后的隐喻信息之后，治疗师可以这样理解这句话："直到这一刻，我才能看到一些一直存在于无意识当中的事物。"

在早期的督导中，临床治疗师经常反映他们在沙盘游戏的面谈中，当把主要的精力放在对孩子们在治疗室里的能量和沙盘中的活动全程的关注上的时候，他们常有恍恍惚惚、困惑以及无能为力的感觉。有个被督导者说过："在游戏室，如果我不提问题，我发现我毫无用处。我猜想孩子们大概并没有觉得我在那儿。"

临床治疗师在每一次治疗面谈中的无能感最明显的时候，是当要求他们使用隐喻的语言而不是问题或用日常谈话的语言去观察并扩充一种体验的时候。如果被督导者对孩子们的表达不知该如何做出回应，他们应该意识到他们与孩子们的关系还有待发展。

与沙盘游戏的某些理念相反，并不要求治疗师在观察的过程中保持完全沉默。通常必须与孩子一起打造一些治疗性的语言，这能够为面谈过程中的沙盘场景、象征或行动提供扩充理解。理解隐喻及其作为一种交流与治愈的形式，打开了与孩子的无意识对话的另一个层次。这种语言与对话的独特方式可以帮助我们理解在沙盘中的内在体验："非常重要的一点是治疗师要抓住新唤醒的能量并将其引导到富于建设性的道路上来。"（Kalff，1980，p. 69）

在治疗面谈的一个小时中，特定的干预时机也可以被看作建立理解与信任的重要节点。许多治疗师报告说，他们想着应该多说一些，而孩子可能正忙于搭建一个场景，几乎没注意到治疗师的存在。同时，如果治疗师的注意力转移到窗外的小鸟上，孩子可能会马上发现治疗师的注意力没集中，会提一些诸如哪个东西在哪个地方的问题来做出回应。孩子能感受到房间里的治疗师产生的共鸣与深思。当这种在场感由于治疗师开小差而消失的时候，孩子能通过某种方式知道治疗师注意力的缺失。督导能够引发一种回顾，看看治疗师怎样把自己视为沙盘游戏治疗体验一个不可或缺的部分，即使是在沉默的时候。

教会观察与接纳

培养作为治疗师的在场感，包括仔细、具体的儿童观察，这正是督导必须支持和开拓的一项任务。督导能帮助治疗师提高对治疗的观察能力，提高感知能力，并帮助他更好地理解沙盘游戏体验是如何影响儿童的。治疗过程中的儿童，无论是在沙子中通过外显的行为或活动"付诸行动"，还是根本不触碰沙子而表现出压抑的行为特征，都为治疗师提供了即时的反馈，从而帮助他确定家庭的治疗目标。督导师有义务帮助临床治疗师观察孩子怎样运动、谈话、利用房间与玩具并选择与沙盘里的沙子互动的方式。观察是发现孩子在一个小时的治疗时间里投入地做了什么或不能做什么的重要方法。躯体特征对了解孩子的表达也很重要，如头痛、胃痛或哮喘等，须同时关注他生活中的身体方面和心理方面。

沙盘游戏中出现的意象能有力地、即时地触及无意识，因此有必要进行每周一次的督导面谈，以便能同时抱持治疗师和儿童的工作，同时还能产生具有更大的容纳度的心理场。沙盘游戏要求治疗师尽可能地乐于接纳并为儿童提供安全的环境，让他能够表现出初看起来似乎反常的、不合理的，或者有时候有些攻击性的行为与情感。亚瑟兰（Axline，1947）在对游戏治疗的定义中强调了接纳的重要性：

> 对孩子接纳远不止与他建立初步的联系或让孩子走进房间并开始工作。在治疗进展顺利的时候，治疗师依然必须对孩子保持接纳的态度，接纳他所说的和所做的一切。非指导性的治疗过程是一个相互交织的过程，很难分清楚某个原则何时开始，何时结束。它们互相重叠，互相依赖。比如说，治疗师没有宽容就不会接纳，不会接纳就不会宽容。她如果不能尊重孩子，就不能让孩子承担选择的责任。治疗师将这些原则应用于实践的程度似乎会影响治疗的深度。（pp. 89-90）

治疗师总是被要求要为儿童和成人来访者保证治疗室内身体方面的安全。督导能帮助治疗师发展接纳并抱持来访者的行为与情感的技能，这些行为和情感在其他的设置下可能具有威胁性或潜在的危害性。在督导中探讨童年期可能被中断或未完成的发展阶段的问题，有助于被督导者了解，无论看起来多混乱的游戏都能帮助孩子学会自我调节。

了解了心灵内在非线性的治愈路径，就可以为福德姆（Michael Fordham，1957）提出的原创性理论赋予直接的意义，其理论是关于在婴儿期表现出来的整合与分解（integration and de-integration）的变化状态的。前行的与退行的游戏通常都会令被督导者感到吃惊，因为通过儿童的沙盘游戏，可以观察到对心灵路径的新的理解与深切的尊重。一个孩子在这一次面谈时可能创建有情境和意义的意象，而在下一次面谈时的游戏场景可能是未区分的、混乱的。然而，在督导中，对这些"做与不做"的时刻进行研究，能直接观察并探讨沙盘游戏中提供的自然的治愈。

火、水与泥土等自然元素常常成为儿童内在好奇心的素材。儿童可能会不停地用很脏的泥水填满沙盘，或者一根接一根地用火柴点火。经常有被督导者带着关于什么是构成治愈的环境的要素等急迫的问题来接受督导。对被督导者而言，要接受某些挑战他们的容忍度的行为，而且还要保持一种接纳的、有利于治愈的环境，这确实不是一件容易的事情。大多数的治疗师在允许甚至邀请孩子进行某种游戏的时候都有他们自身的限制。有个被督导者很担心，因为一个孩子使用火柴，可能会触发她的工作室的烟雾探测仪。很显然，她的不安与恐惧意味着需要重新界定面谈时游戏的限制。

要求彻底允许孩子安全地表达内心的冲动，能在许多不同的层面检验被督导者的容忍度。这些被允许的层次正是督导中要讨论和处理的，以便继续发展一种沙盘游戏治疗的文化，从而提供自由而受保护的空间，容纳难以胜数的童年期行为与情感。

孩子表现出的深度退缩或压抑行为也会给被督导者的包容能力带来一定的挑战，即能否容纳沙盘游戏过程中呈现的痛苦的元素。如前所述，沙盘中令人不快的场景或游戏会直接影响治疗师的无意识。如果不就这种被击垮的深度感觉进行咨询或督导，这种痛苦会变成治疗室里治疗师和孩子"共同移情的传染"。治疗师自己的分析工作能增强其抱持并容纳沙盘游戏过程中出现的困难意象的能力。对被督导者而言，抱持孩子在沙盘游戏中表现出的悲伤情绪也不是件容易的事情。

移情与共同移情问题

对儿童治疗师的督导要求培养对自由而受保护的空间的意义的认识。治疗师首先必须培养这一信念，同时在沙盘游戏室的环境中也要贯彻这个理念。西格尔曼（Siegelman，1990）说过："我在督导和顾问的过程中发现，共情受到治疗师的内在发展的广度的限制。治疗师越复杂和差异化，他便越能与不同的来访者产生共情。"（p.115）非常重要的一点是，督导师要让被督导者辨别，在督导中出现的哪些问题需要通过个体心理治疗而不是督导来进一步探索。重启了被督导者的核心问题的移情问题，最好通过个体心理治疗与督导相结合来处理。

一个从事青少年治疗的治疗师发现在她的这段工作任期内针对这一特定的年龄群体做工作，使她变得越来越疲惫，越来越生气。在督导中，治疗师开始回顾当她的父亲突然去世时，作为还是青少年的她是多么孤独、痛苦与脆弱。虽然她早期也就这个问题寻求过治疗，但是从事青少年心理治疗工作还是让她回忆起了许多过去的情感，撕开了她的旧伤口。这干扰了她的工作，妨碍了她在当下客观地观察孩子们的行为。很有必要转介她去接受个体心理治疗，以处理她自己的个人生活中这一核心的旧问题。

在督导中，当治疗师不得不接受挑战，抱持他的来访者的早年生活中出现的强烈的心理痛苦时，丧失与悲伤的反移情问题便会迅速出现。由于这些问题出现在前语言阶段，沙盘游戏提供了一种独特的可能性，使得主要的原始能量第一次涌现。被督导者自己的童年期未得到解决的问题可能会被引发并击垮他，尤其是当这种强有力的原始意象或游戏出现在沙盘游戏过程中时。日本的荣格心理分析师河合隼雄（Hayao Kawai，1997）把治疗师和来访者之间的这种深度联结解释为"原（hara）关系"，即一种从"肚子到肚子"的关系。凯·布莱德威把沙盘游戏中治疗师和来访者之间存在的这种深层关系叫作**共同移情**。

观察孩子们玩游戏也可激发一种深层的好奇心，同时唤醒被督导者内心未被探索的丧失感。在督导中，许多治疗师反映他们的童年缺少好奇心、游戏以及对自然的探索。当治疗师突然被要求既要充当小来访者的沙中世界的观察者，又要充当接纳者的时候，这些深层的反移情问题可能最先出现。治疗师失去童年的悲伤，在安全而受保护的督导空间里得到处理，有可能转化并促进孩子的治愈进程。

被督导者自身的对沙盘游戏过程的体验，或其他在艺术、舞动或游戏方面的具有包容性和安全性的分析治疗体验，对被督导者而言，其重要性是不容忽视的。被督导者多次报告说，如果不是因为他们自己作为成人沙盘游戏者曾经体验过自由而受保护的空间，他们真不知道如何坐在治疗室里，以如此接纳的态度来面对孩子，全身心地在场。希望儿童治疗师在接受督导的时候，已经有机会与一位获得资格认证的沙盘游戏治疗师进行了自己的沙盘游戏个人体验。否则的话，督导师必须鼓励被督导者尽快找到一位沙盘游戏治疗师，加深他们在这个特定游戏领域的自我体验。

与父母的配合

督导的另一个重要的方面是拓展被督导者把信息告知以沙盘游戏为主要治疗方法的孩子的父母的能力。督导的很多时间都用于帮助治疗师学会隔离并容纳孩子的沙盘游戏工作，并告知父母需要取得他们的什么支持。保护和隔离孩子的沙盘游戏工作至关重要，但是与父母建立并保持联系也是同等重要的。与治疗中的孩子的父母保持好关系对成功的结果极为关键：

> 父母把他们的孩子交给我检查和治疗。然而，不久就发现——通常还没意识到——孩子的家长也需要我和他们谈心。孩子作为先锋被送来勘察这片新的领域。我想这是很合理的，因为我知道父母是经过了多少的思想斗争之后，才决定把孩子交给一个专家的，毫无疑问因为他们感觉到或隐约知道他们自己和孩子有同样的问题。很有可能父母会带着或专注或怀疑的态度来跟踪孩子的治疗，视情况而定。（Kiepenheuer，1990，p. 125）

传递信息给父母的时候必须尽可能保护孩子的内在世界。督导师必须帮助治疗师学会传递沙盘游戏治疗的标题或主题，而不是把孩子的沙盘作品的所有细节都告诉父母。比如说，如果一个孩子在游戏中表现得沉默寡言或很认真，治疗师可以向父母说沙盘游戏治疗正引导孩子探索新的方式，孩子在治疗中学习投资与冒险。通常，如果治疗师能让父母知道这些技能能帮助孩子在学校或家里获得成功，父母就会更加充分地理解"仅仅是玩游戏"也能具有治疗效果。

向父母解释在沙子中玩沙具实际上能赋予孩子力量，为他提供一种自己做主的感受，这也非常重要。在不破坏治疗的神圣之境的微妙平衡下，维持与父母保持定期的会面以帮助他们理解沙盘游戏的进程，对治疗取得全面成功极为重要。没有父母对沙盘游戏的支持与理解，孩子可能会很快就放弃治疗，或者孩子跟父母说"我只是在玩而已"，也可能影响父母对治疗目标的信任。

意象与象征性表征

对成人和儿童而言，沙盘游戏提供了一种非常自然的方法，来探索内在的冲突、创伤、紧张与痛苦。沙具的象征语言允许安全的距离与个体的自主性涌现，特别是在充满了强烈的情绪或创伤的领域。在沙盘中用沙具创建场景，提供了与早期的失望与无助的体验建立一种新的关系的可能，从而引发与自性的一种更强有力的、使之能自发涌现的关系。沙盘游戏还培育了一种自然的治愈环境，在那里，创造性地运用象征，为重建内在的稳定性提供了可能。

对采用沙盘游戏疗法的治疗师进行督导，能帮助他们加深对象征为心灵带来治愈的理解。为了加深治疗师对沙盘游戏所传递的信息的理解，督导的大部分时间应用于研究沙盘中呈现的意象。观察沙盘的场景是如何创建的、游戏的主题是什么、孩子的主要情感是什么等，是被督导者理解沙盘游戏中表达和转化的隐喻信息所必需的。

经常有治疗师快速走出去，购买一本象征词典，希望有助于分析某个沙盘场景。象征词典虽然能提供某些有趣的信息或知识的延伸理解，但是在破译沙盘场景的意义时通常没有任何帮助，因为它缺乏抱持引发象征的情境的能力。象征还必须流动地来看待，以保持它们在沙盘游戏中的活力与生命。督导的时间里，理解象征的独特运用，能够使它们具有活力与动感，而不是把它们具体化。可以教授被督导者把沙盘游戏视为运动的、具有生命力的过程，在其中象征可以转化，为孩子提供独特的意义。例如，对离异家庭的孩子而言，当他们在沙盘中央放置一座桥梁的时候，这可能正是他们的治疗中特别重要的时刻，这是反复用来表示连接两个分离的世界的意象。桥象征着孩子们修复他们所经历的外在与内在分裂的内在治愈工作。对孩子而言，这是一个创造神话的过程，也是治愈的过程，必须允许转化与成长。否则就变成了具体化的刻板印象，就像词典中的术语一样，不再是一个在孩子的自发治愈时刻联结情感与意义的物体。这些原则进一步推进了儿童沙盘游戏治疗师的文化与培训。

象征被赋予了一种原型的力量，一种类似于磁铁的能量，既有正极也有负极。沙盘中使用的象征包含着积极的原型信息，形成了治愈的桥梁。在治疗时间里象征变成了治愈的转化催化剂。在那一时刻，治疗师被邀请来抱持并接纳孩子在沙盘游戏中表达的体验，甚至治疗师或孩子自己可能都没有对那一时刻有充分的认知理解。督导师帮助被督导者树立一种信念，即象征是转变的催化剂，同时培养一种能力，能够坚定不移地维护可能促进成长与转化的接纳氛围。被督导者须接受挑战，去相信超越的治愈（transcendent healing）有可能会自发地发生。

督导师的一个独特责任就是在督导关系中营造一种接纳并有助于促进成长与改变的氛围。这种榜样的作用能让被督导者感受到督导师的强烈信念，即每个心灵都有治愈的能力，而且沙盘游戏能让成长与改变自发产生。把意象或象征当作治愈的隐喻来完全接纳，对随着沙盘游戏的进展而出现的前行时刻，非常关键。如果对象征的作用方式缺少或完全没有认知的理解，这个立场就会变成一个很难做到的前提。在督导中，经常有这样的时刻：某个象征的意义不是很清晰，但是对儿童的治疗工作似乎又非常重要。督导师须做出榜样，对我们在这一刻看不到或不知道的象征意义仍然保持信念，这是一个很重要的原则。被督导者把督导中反映出的对象征的治愈意义的接纳，带回治疗室中，继续与孩子一起工作。这种信念体系使得孩子继续他的游戏，探索利用沙子和象征作为治愈的催化剂。

这种似乎有点"盲目的接纳"，对督导教学是一种挑战，因为它与其他治疗方法中提倡的直接认知理解的原则相违背。督导肩负重任，要让被督导者相信，沙盘游戏中前进的一步，可能发生在对孩子安静的接纳、对创建的沙盘场景的深度接受，以及对沙盘中会发生潜在的转化的信念当中。督导为被督导者与孩子之间还在持续进行的工作提供了一个次级的神圣之境。督导中对关系的平行抱持，为督导体验以及治疗的关系场传递了相互的影响。督导中的关系场可能会协同影响治疗师的成长，并对其从事的儿童治疗工作也产生影响。经常有被督导者报告说在督导中展示了他们的儿童个案后，他们感觉在接下来的一周的治疗中有了新的能量，曾经被"卡住"的孩子现在好像也有进步了。到底是在督导中对治疗师的支持帮助治疗师能更意识化地抱持个案，还是关系场以某种新的方式起了作用，这还不是很清楚，但可以确定的是督导给治疗师和来访者都提供了积极的支持。

理解隐喻作为治愈催化剂的作用

很久以前人们就围着营火、炉灶，或在社区通过口头讲述隐喻故事来传播知识。以隐喻的方式讲述的故事提供了集体的信息，传授价值观、道德以及精神方面的教诲。从历史上看，隐喻是逻辑、情感与意象之间的一座桥梁——这一过程我们现在知道需要左脑和右脑都参与进来。象征、意象以及其他非理性的过程要用右脑，而逻辑和语言都是左脑的活动加工处理的："隐喻通常不仅带有情感，而且还有顿悟，因此治疗师需要做的并不多。更多的是专注地接纳。"（Siegelman，1990，p. 78）

明确的、有意识地运用隐喻的理解与语言，能对游戏中使用的治愈象征产生扩充的作用。隐喻以一种没有威胁的方式，与特别容易引发孩子激烈反应的问题发生联结，有助于以支持性、治疗性的方式来整合非言语的工作和口头的语言。西格尔曼（Siegelman，1990）是这样描述治疗师的角色的："治疗师高度关注地倾听，愿意停留在隐喻当中，并巧妙地扩大它的更深层意义，实际上已经做出了很大的努力，推进了治疗的信息交换。"（p. 63）教会被督导者如何使用隐喻的理解以及反思的语言是非常关键的。其次的问题则是如何及时处理孩子的沙盘游戏中的隐喻并对其进行扩充。

治疗师有效地运用隐喻，能够与孩子建立一种和谐关系，使得其交流既能触及孩子的意识，也能触及其无意识。不要直截了当地从认知层面谈论孩子生活中的痛苦，如父母分居或离异，治疗师可以使用一些隐喻的说法去触及孩子的多个意识层面，并支持孩子玩沙盘游戏。如果治疗师能和孩子一起使用隐喻语言，就能发现一些重复出现的主题并能内隐地理解。

一个 6 岁的孩子，如果生活在监管人互相争夺他的环境中，他可能会通过他在沙盘中创建动物在丛林中不断争斗的场景来表达他的内心冲突。听到治疗师说，"看来今天狮子和老虎之间的战争不会结束"——这是一种隐喻性的认可——能够形成一座桥梁，触及孩子内心的挫折与不满。使用隐喻语言进行干预，能够允许一种温和的距离感出现，使得治疗向前进展，而不是从认知的角度去讨论在爸妈家来回跑是什么感觉这样的问题。通常孩子都会耸耸肩转移话题。

要求被督导者培养隐喻的语言，能让治疗师和孩子一起为几周后将要发生的讨论做好准备，因为到那时，沙盘中呈现的可能是池塘中的青蛙、蛇和乌龟，而不是之前丛林中的斗争。对孩子和治疗师而言，这是一个标志，表明治疗既可以促进隐喻性的转变与成长，也能抱持紧张斗争的场景。可能会使用桥梁，用来联结沙盘中新的区域，那里之前的场景是动物们互相撕咬。孩子受到了隐喻中的支持，创建了安全的通道来度过他生活中一段困难的、危险的时间。

督导中治疗师报告的更大的挑战是，他发现孩子的游戏重复得越来越多。随着沙盘游戏一周又一周的持续，在督导中通常需要做出区分，孩子是否需要继续进行那种特定方式的游戏，或者被督导者是否需要重新考虑游戏如何服务于孩子。通常，只有被督导者明白游戏如何服务于孩子，沙盘游戏治疗才会取得更大的进展。

鼓励被督导者观察孩子在交谈过程中，甚至在没有使用沙盘的时候，他的手在干什么，是发现隐喻信息的一个重要工具。一个 10 岁的女孩，一边告诉治疗师说她的父母不再生活在一起了，她根本不在意，一边小心地给她的披风边上的流苏编辫子。她开始慢慢地整理她眼前的几缕头发。她一再强调她能接受父母的分居，说他们分开后会更幸福之类的话，同时却专心地把她额头上和眼前的头发编成发辫。她的手实际上是在传递一种隐喻的信息，希望将他们三个人重新组合到一起。在这个时刻，治疗师要用沉默的认可抱持住对立能量的紧张冲突。孩子的手表现出来的情感是无意识的，但是对治疗师而言却是很明显的。治疗师对孩子此刻的意识与理解，能够增进孩子的力量与潜能，使孩子在有足够的自我力量去面对分离的痛苦的时候，能够把这些情感带入意识当中。

沙盘游戏治疗的督导

总结

督导可以对孩子全部的行为都予以重点关注，使得原本可能被忽视的一些特征都能整合到隐喻当中，从而提供关于情感的深层的真相。

必须了解游戏如何服务于孩子、孩子为游戏带来的语言，以及当治疗模式主要是沙盘游戏时，它的独特表达是什么。除此之外，教会被督导者如何在关系中扩充并使用隐喻，对他们成长为合格的沙盘游戏治疗师也很重要。成功地运用隐喻的语言对儿童的沙盘游戏做出回应，能够使直接与儿童的无意识对话成为可能。要鼓励被督导者放大孩子在沙盘中所做的努力与付出，譬如对孩子说："这场斗争很激烈。你声音那么大，帮助我理解了这些勇士是怎么战斗的。"许多督导的时间都应用于帮助被督导者在以下三个方面去破译和理解孩子们在沙盘中的游戏，即：他们在发展与治疗师的关系；他们对沙具的选择和使用；他们在沙盘场景中的互动。在上述领域，治疗师充满支持的隐喻性的回应是理解孩子们的桥梁。

沙盘游戏中的督导包括培养协调的文化与在场感，以便孩子和治疗师在治疗过程中能明显地察觉到这种文化和在场感。有了治疗师在治疗中提供的这种接纳与安全感，在沙盘游戏当中就有可能涌现沉思、治愈与无法言喻之境界。而让孩子和治疗师都产生这种感受，正是督导想要取得的满意效果。

参考文献

Axline，V. M. (1947). *Play therapy*. New York：Ballentine Books.

Fordham，M. (1957). *New developments in analytical psychology*. London：Routledge & Kegan Paul.

Kalff，D. M.（1980）. *Sandplay：A psychotherapeutic approach to the psyche*. Boston，MA：Sigo Press.

Kawai，H. (1997). '*The enlivened moment*'. Symposium conducted in Santa Cruz，California.

Kiepenheuer，K. (1990). *Crossing the bridge：A Jungian approach to adolescence*. Lasalle，IL：Open Court Publishing.

Siegelman，E. Y. (1990). *Metaphor and meaning in psychotherapy*. New York：Guilford Press.

第六部分

联结其他表达性艺术治疗

第十八章　意识的助产士：督导沙盘游戏治疗师与表达性艺术治疗师

吉塔·多萝西·莫雷纳

　　生孩子是一个很艰难的过程。体贴、聪明、耐心且有责任心的助产士是帮助苦苦生产的女性的重要人物。心理治疗师就是意识的助产士，他们的在场能促进心灵的产生与发展，并刺激内在创伤与情绪痛苦的治愈。与助产士一样，治疗师也需要教育与培训，以便理解治疗过程中一些令人挫败、纷繁复杂的问题。

　　专业的指导或督导是治疗师将学术知识应用到具体情境中的方法。它是一个复杂的过程，涉及建立支持关系、分享信息、树立有效的干预与交流的榜样等。除了传授治疗技术，督导师还培养和指导学生实际运用心理学理论。尽管当督导师与当治疗师不同，但也要求运用治疗技术以及创造性的教育方法。督导师是向导与导师，他们鼓励学生学习、发展并在个人层面以及深层水平来整合信息。而且，督导师还有责任激发他们自己的智慧、技能与敏感性，从而创造性地教育学生并与学生互动。对一个有经验的临床工作者而言，做一名督导师要求了解自己的心理治疗理论取向并引导学生发展自己的有效心理治疗工具。

　　沙盘游戏、美术、游戏、音乐与舞动都是表达性艺术治疗师的主要干预方式。这些艺术形式可以单独或结合使用，为治疗过程带来富于创造性的、右脑的维度。采用这些方法来工作涉及与无意识建立高度直觉性的、富有穿透力的关系。随着与无意识的联结不断加深，隐藏的模式、临床的问题以及没有得到解决的情感和态度都得以暴露。在治疗过程中，表达性艺术治疗师通常会顺其自然地对来访者及其艺术表达做出回应，相信来访者的心灵在自我表达的过程中自我治愈。他们学习用意象的象征语言以及言辞的语言表达与倾听，并接受培训来理解和接受创造性艺术表达中隐含的信息。

　　表达性艺术治疗的督导师的一项独特工作就是教会学生理解象征语言的复杂性，并就此复杂性做工作。除了教给学生关于治疗的知识及其实施的方法，他们还要引导学生进入未知的无意识，教育并示范他们如何在无意识的领地指引航程。教授学生学习象征的过程包括多种水平的培训。第一阶段的培训即学生自己进行沙盘游戏或表达性艺术治疗的个人体验。在这一阶段，他们遭遇心灵的复杂性，治愈情绪的创伤，发现他们自己的内在声音，与无意识发生联结。通过他们个人的表达性艺术治疗的体验，他们学会了如何解决内心的冲突与担忧。

培训的第二个阶段包括通过学习原型、神话、童话、梦境、仪式与艺术等探索象征语言。通过课堂学习、工作坊以及接受个人治疗与督导，学员们学会掌握无意识的语言。通过团体与个人督导，个人的体验与学术知识相结合，形成专业的判断。这一阶段培训结束的时候，就打下了与心灵的意识与无意识层面做工作的基础，由此导向情绪的治愈与转化。

治疗师如果成了督导师，那么从治疗关系转向教育的关系可能有点困难。记住并重视有效的心理治疗所必需的技能会有所帮助，因为督导的重要任务就是树立专业信心，增加对个案动力模式的了解，传授有效的干预策略，识别并排除影响学生的有效性的障碍。

在我的职业生涯的早期，我就已经学习到，治疗师首要的、最重要的任务就是建立和谐的关系。这个魔法般的、神奇的要素创建了一种联结感、理解与安全感，让人们可以探索自身的脆弱性和不安全感。没有它，治愈就不可能发生。和谐关系一旦破裂，紧张、防御与分离的感觉就会出现。治疗要继续的话，必须要修复这些断裂的关系。

建立和谐的关系要求不带判断地倾听、真诚且表里如一地说，同时保持觉察，让内在的世界开放并真实地表露。表达性艺术治疗师还必须欣赏、理解并对来访者的象征与无意识的沟通做出回应。在一个安全而受保护的空间建立和谐关系对来访者探索他的情绪痛苦、解决内在冲突、开启无意识的未知领域，以及创造沙盘游戏或艺术等非常重要。

与合格的治疗师一样，督导师也要为他们的学生创建一个安全而受保护的空间。没有支持性的环境，与专业能力和信心有关的微妙问题就会隐藏很深，难以处理。建立关系后，督导师要告诉学生治疗的过程，同时给学生示范积极的沟通技巧，即不带判断地倾听、真诚且表里如一地说，同时保持对人际动力模式的觉察。当学生带来工作中的个案材料与问题时，督导师要给他们提供干预治疗的建议与建设性的反馈。如果没有建立积极而健康的关系，这一切就都不会发生。督导师要知道学生在多大程度上吸收了他们的建议与反馈，因为这会决定未来督导面谈的内容与方向。

成长中的临床治疗师必须学会将个人问题与来访者的动力问题区分开。没有解决的情结与个人的不安感会很快表现在治疗工作中。它们会影响难以察觉的共同移情问题，蒙蔽治疗判断，混淆临床观察。由于没有直接观察学生的咨询面谈过程，督导师会很难把学生好意的但是缺乏经验的

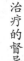

描述与他们自己对案例的思考区分开来。通过单向镜或电脑连接来观看学生的面谈过程，督导师可以直接观察并就专业的发展给出准确的反馈。不过这种单向镜或电脑连接不一定总是可行，沙盘游戏与艺术治疗能提供其他的途径来观察个案的动力模式，不需要学生的解释。通过仔细查看沙盘游戏的照片以及艺术作品，督导师能帮助学生锻炼临床的觉察能力并辨识来访者的象征语言的微妙变化。此外，他们还要学会识别个人问题，不把个人问题与来访者的问题相混淆，并找到处理复杂的共同移情的方法等。

我还记得当我自己是一个正在成长中的沙盘游戏治疗师时，我体验到了深深的无力感。当时有一个 11 岁的男孩，总是反复地在沙子里创建打架的情景。虽然他的父母对他的进步感到很满意，我却发现他的内心冲突似乎并没有解决，因而感到很担心。我的督导师仔细察看了他的沙盘照片后，发现了他的心灵中的细微变化，从被父母抛弃，到后来被收养，他的内在张力得以释放并治愈。在这个经验丰富的督导师的帮助下，我察觉到了自己总是觉得自己不够好的核心情结，然后就能避免把治疗关系与我自己的心理创伤混淆在一起。

对表达性艺术治疗的学生进行督导，涉及一项独特的、富于创造性的任务，就是教学生了解非言语的和象征性的语言。这种教育贯穿于整个督导关系当中，在每一个呈报的个案中都会发生。当学生分享他们的沙盘游戏体验与艺术治疗体验，以及伴随他们的工作而产生的复杂的情感与态度时，也需要这种教育。我想起了一位艺术治疗实习生，她的日常工作中包括在早上创作一幅曼荼罗绘画。当她把这些画带到督导面谈当中时，她辨识出她的作品中有某种张力。这种认识促使她在督导面谈中进行更深刻的分享，并为她进一步的专业发展奠定了基础。她个人绘制曼荼罗的体验激励她把曼荼罗绘画介绍给她的来访者，并让她更准确地理解它们的意象中蕴含的信息。还有一种情形，有一个学生在每次结束来访者的咨询面谈后，都会创作一个自己的沙盘。这些沙盘意象成为探索移情问题以及辨别个人问题与专业问题的有力而直接的工具。特别是沙盘游戏，它能揭示隐藏在无意识当中、一般情况下发现不了的问题，从而开启了拓展意识之路。

虽然沙盘游戏、美术、音乐以及舞动都是表达性艺术，然而对沙盘游戏督导师而言，很多问题都是独特的。懂得并理解沙具的象征语言就像学习外语词汇一样重要。找到创造性的方法来扩充学生的象征词汇库，是沙盘游戏培训的一个很重要的方面。

沙盘游戏治疗师能看到沙中表现出的转化与治愈。来自个人与集体无意识的原型和意象与意识化的观点相结合，创建了心灵复杂的表征。治疗师创建了一个安全的空间，让这些意象得以涌现，并接收它们通过意识与无意识传递的信息。沙盘游戏治疗师以荣格学派理论为基础，他们把沙盘的场景理解为心灵朝向整体性的运动。与其他治疗形式不同的是，沙盘游戏治疗是一个以来访者为导向的过程，治疗师避免主动的解释或指导性的干预。学会以如此宽泛的态度来回应来访者可能会很困难，学生经常纠结于既要与来访者保持联结，又不能干扰或放大他的体验。要掌握这种方法，沙盘游戏的督导非常重要。为了不辜负督导师的期望，学生会努力提升他们的能力，为来访者营造一个安全而受保护的空间。专注的冥想、精神方面的训练，以及持续地缓解内部冲突也会有所帮助。尽管与心灵的互动大多是无形的，但沙盘游戏却使得心灵的互动变得可以看见。来访者与沙的关系和他与治疗师的关系一样重要。它为来访者与治疗师的相遇提供了一个中性的场所。学生和督导师通过互动，探索每一个个案的复杂情况，开拓深入理解的通道，并促进觉察与治愈。

我发现让学生按照时间顺序展示沙盘照片或艺术作品，并带着他们对特定个案的理解、问题与担忧来讨论，这种做法很有益。将沙盘意象用投影在大屏幕上放出来，可以一起对其模式、情感与印象进行探索，就能产生对个案材料更具体的分析。也可以就一次接一次的艺术作品与沙盘游戏进行讨论，寻找素材中包含的主题与信息，并与来访者当前的情况和治疗问题相联系，探索个案的深层动力与总体方向。以这种方式来工作时，可以对学生的研究或个人探索提出建议，也可以同时处理学生的问题、个人分享以及对于移情问题的担忧等。对之前布置的作业和建议也需要跟踪检查。尽管督导是一个按照学生的需求做出回应的流动的有机过程，但它也有一种全面考虑并严格遵循的内在结构与形式。

在督导中，学生被鼓励多提问、分享他们的研究与学习成果，尤其是在象征语言方面的进展。他们被要求通过记日记、创作艺术作品，或使用沙盘游戏来提高专业水平，加深理解能力。我会定期让学生来"读"沙盘游戏，而不提供任何个案信息。这是一种极具刺激性和挑战性的方法，能够培养他们在理解象征语言方面的自信与直觉。之后才会提供背景信息，来验证并澄清所看到的以及所讨论到的。就这些体验式的学习情境而言，小的团体（三到四人）是最有效的。学生们从各自的个案中互相学习，并建立起一种强有力的个人与专业支持。

在所有的督导关系当中，保密性和容纳性都是最重要的，尤其是当无意识的素材是直接地在个人层面暴露出来的时候。通过沙盘游戏以及艺术作品，督导师与学生的来访者的无意识产生了紧密的联结，因此，要创建一个安全而受保护的治愈的容器，保密性问题至关重要。由于象征的语言

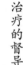

沙盘游戏治疗的督导

掩盖了个人的情感和态度，很容易令人忘记它有多敏感，揭示的内容有多隐秘。然而，对沙盘图片及艺术作品等视觉素材的讨论，在意识层面和无意识层面，都会对来访者产生巨大的影响。在许多年前一次不同寻常的督导中，我特别觉察到了这种动力模式。人们经常把我与《绿野仙踪》（The Wizard of Oz）中的人物角色联系起来，因为这本书是我的曾祖父在一个世纪前写的。在一次国际的督导中，在我们的督导面谈结束之后，那个学生的来访者就在沙盘中使用了奥兹国中的人物，我对此感到很好奇。那个来访者并不认识我，也不了解奥兹国的故事，更不了解这次督导，然而却选择在沙盘中用奥兹国的人物角色来表征自己的问题。这种出乎意料的共时性让我认识到，在没有意识觉察的时候，无意识的沟通力量有多么强大。这让我想起一定要带着尊重和敏感的心理对待沙盘游戏与艺术作品，因为督导者的反应和态度会直接影响来访者的心灵。

　　总之，督导表达性艺术治疗师的一个独特优势就是可以直接地观看来访者的沙盘游戏与艺术作品。这种直观的体验是理解个案的动力模式、促进学生学习，并进行有效干预的直接方法。向一位经验丰富的督导师学习象征的语言，学生可以学会在心灵的内在世界成功航行而不迷失方向。在最好的情形下，督导师可以澄清来访者的问题，促进个人成长，并培养其专业能力。此外，还要鼓励学生们探索自己的内在世界以便扩展和深化他们创建治愈的空间的能力。导师、督导师以及经验丰富的治疗师为治愈者提供学习、发展与成长的空间，从而有机会分享他们的智慧。在下面的一首诗中，塞西尔·伯尼表达了亲密、独特的同事关系中蕴含的治愈传递的力量（未出版的诗歌，Cecil Burney，1975）。

事实之后的传承（The Legacy after the Fact）

谁来治愈治愈者？
只能靠他们自己。
互相了解
互相信任
互相感动
互相发现
一次次，温柔地。

谁来治愈治愈者？
只有靠他们自己。
抛开专业的要求

互相治愈，不凭权力，而是爱。

谁来治愈治愈者？
只有靠他们自己。
音乐为他们治疗
瘸腿的喀戎①，教阿斯克勒庇俄斯②治疗
但，他也教音乐：
"他教育他们成为医生
让他们的心智转向音乐
让他们成为正义的人。"

谁来治愈我们？
唯有我们相互治愈！
用我们的爱
用我们的陪伴
用我们的共情
用我们的欢乐
我们共同进入生活的游戏
成为一体
歌唱、游戏、热爱、治愈
我们的事业充满了正义。

沙盘游戏治疗的督导

---

① Chiron，古希腊半人半马之神。——译者注
② Asklepios，古希腊医神。——译者注

第十九章 沙盘游戏治疗督导：作为沙盘游戏督导师的艺术治疗师

勒诺·斯坦哈特

引言

在沙盘游戏中，治疗师、来访者和意象之间的关系可以象征地用一个三重螺旋（triple spiral）来表示，一根长长的持续不断的线贯穿于三个互相连接的中心：一个代表治疗师的发展与成长，一个代表来访者的进步与成长，还有一个代表沙盘游戏的进程。与治疗相遇中呈现的能量类似，那根线连接了治疗师对来访者以及沙盘画面的反移情，连接了来访者对治疗师和意象的移情，也连接了产生于治疗师和来访者之间的关系中的意象。沙盘游戏的设置可以被看作一个圆圈，容纳那无穷无尽的三重螺旋的线。而督导可以被看作包含这个单元的外圈（见图 19 - 1）。

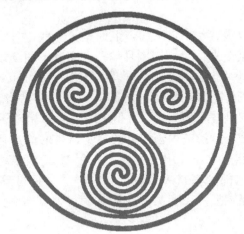

图 19 - 1 包裹在一个二重圆圈内的三重螺旋

三重螺旋代表了治疗的相互作用，每个部分代表的分别是治疗师、来访者或意象。每个螺旋都有一只手臂伸向另外两个螺旋，就像治疗相遇中的能量之间的互相流动。包裹住这个三重螺旋的内圈象征着治疗设置，外圈则象征对这一过程进行督导的容器。

本章我将要讨论的是艺术治疗取向的沙盘游戏督导。还是一个孩子的时候，我就热衷于在海滩玩沙子。长大后，我成了艺术家、艺术治疗师、沙盘游戏治疗师以及督导师。本章所阐述的观点一直在演变，因为经过不断学习，我从艺术创作与教学走向艺术治疗、沙盘游戏，乃至从荣格学派的视角来理解创造性过程。但是我对待治疗工作的一个不变的中心是认识以下几个方面的重要性：（1）用具体的材料创作有形的意象；（2）与不确定性做斗争；（3）意象轻松自然地流动时的成就感。

作为艺术治疗师，我尽量帮助他人让他们的视觉意象能够不被评判地、安全地展现。随着我的观察技能的进步，我的言语干预主要集中在更加充分地对创作过程中的艺术作品进行反思。在艺术作品完成后，我尽力帮助艺术创作者体验意象传递的信息，在有必要的时候，在我观察的现场，会立即进行一些调整，有时候是在艺术治疗团体都在场的情况下。

在对意象做工作的时候，艺术创作者可能会对用身体来接触作品，或者采用身体动作或声音深有感触。如果治疗师曾经成功地"修通了"某个视觉意象，就能有效地帮助来访者使用材料与沙盘游戏自由地进行自我表达。他们还可以在督导中采用体验式的方法"打开通往通过意象与感觉来体验的前语言的世界的大门"（Kielo，1991，p. 14）。这一切都通过对来访者的背景与行为、移情与反移情进行言语层面的讨论来得到深化与加强。

视觉意象可以被看作一个平面，上面做了一些记号，就像我们自己也是一个平面，在这个平面上，周围环境——家庭、朋友以及他人——也留下了记号。平面（纸张、泥土、沙子等）及其上面的记号（铅笔、蜡笔、画笔、成形与雕刻、增加物体等）之间的关系能揭示痛苦与治愈的需要，或显示隐藏，或得到快乐与满足，并促进成长与自尊（Steinhardt，1995）。

作为一位致力于理解艺术创作者的视觉语言的治疗师兼观察者，我用言辞如镜像般映照意象，并用文字讲述其气氛、空间关系以及颜色、形状与结构之间的内部关系（Arnheim，1974）。这种言辞对意象的镜像映照肯定了艺术作品是一个独立存在的意象，甚至反映了艺术创作者的个性。

作为督导师，被督导者和我以同样的方式、以艺术家的眼光观察意象，"有可能深化治疗关系并阐明关系中独有的复杂性"（Franklin et al.，2000，p. 106）。

对我而言，从"艺术创作的文化"转向"沙盘游戏的文化"，立即变得既熟悉又不熟悉。海滩上的沙子是我第一次严肃的创作媒介，沙盘游戏可以被体验为一种天然的浮雕作品或组合，包含雕刻的元素以及选择事先备好的物品（沙具）（Steinhardt，2000）。然而，体验一种义无反顾的投入，我被带入了我自己的个人故事，它与我的生活如此相关，令我惊讶，它把模糊的、身体感觉的冲动转变成自发的视觉意象，这对我是不熟悉的。对原型、象征与神话的强调，是不熟悉的，却又如此出乎意料地熟悉。起初，沙盘游戏治疗师的沉默对我来说似乎是特意为之的。作为艺术治疗师，我可能说得很少，但是有时候，我确实会慎重地选择言辞去描述创作过程中的意象或作品完成后的状态。现在我发现，当我默默地记录沙盘游戏的过程并将作品画下来（而不是用图表）体验沙盘游戏的时候，我内心的参与感大大地增强了。我感觉到了来访者双手的运动、手与沙子之间的关系，期待对沙具的选择与放置。我参与但不触摸，倾听和观察而不打扰。我拍下沙盘作品的照片，在拆除沙盘作品时，有时候会觉得很遗憾，不能保留它们。有时候，沙盘作品真的很好，感觉很熟悉，我就会想"这是谁的沙盘游戏呢?"或者"沙盘游戏中有没有治疗师的空间或存在?"。也有一些沙盘游戏的场景，我在有可能的情形下，会保留好几个小时不动，直到神秘的在场感消失殆尽，沙具和沙子都回到各自安稳不动的状态，直到它们又进入新的互动关系中。

沙盘游戏培训旨在将理论与体验式的实践相结合，前提条件是受训者愿意从体验的层面认识到他是谁。体验式的理解不能从理论上灌输，正如人们不能通过函授课程学会游泳。个人的体验过程是以创作意象为基础的治疗的核心。受训者要应对自发的创造性过程的不可预期性，体验作为来访者的立场，并与更深层次的心灵结构相遇，这种深层心灵结构是其很难觉察到的，除非通过视觉意象得以辨识。这种培训使得治疗师在见证人们用手在沙子中创作意象时，能够帮助他们找到创造性的聚焦与放松的流动之间的平衡。

沙盘游戏发生在治疗师所创造的设置当中。它的结构反映了治疗师的人格、个人的沙盘游戏体验以及来自对许多沙盘游戏过程的观察与理论学习的知识。本章我将沙盘游戏治疗的督导看作对意象创作的视觉欣赏。我会回顾在艺术治疗督导中被强调的视觉觉察，并把它与观察沙盘游戏的来访者以及创作过程中的意象，以及在督导中观看沙盘游戏照片联系起来。我将探讨有形的沙盘游戏的设置如同治疗师创建的意象，用来承载治疗关系，我还会提出督导的系列步骤，旨在为治疗师打下视觉欣赏的基础，以理解来访者的需求与沙盘游戏中的表达，并考虑到意象的发展过程。

艺术治疗督导模式

艺术治疗中，团体体验式培训能促进对个人自己以及他人的艺术创作风格的觉察，这些艺术创作风格能反映个性与背景的差异。除了教育与理论、支持与共情之外，督导师还会鼓励自我觉察，并明确治疗师与来访者之间的互动、形成意象时素材的使用都是具有治疗意义的。这种培训也能促进对来访者的背景、行为、创造性过程，以及移情与反移情反应的整合与理解。此外，学生还可以利用督导学会处理一些管理要素，包括界限问题以及与职员的互动等。有一定经验以及专业认同感的艺术治疗师更倾向于将督导看作专业成长、加深自我觉察、自我反思与拓展知识的过程（Wilson et al.，1984；Kielo，1991；Edwards，1993）。

艺术创作的体验成分也被用于督导之中（Durkin，Perach，Ramseyer，& Sontag，1989；Fish，1989；Kielo，1991；Franklin，1999；Ireland & Weissman，1999）。一个采用艺术治疗方法的被督导者可能会画下他在督导过程中的感觉，或关于他自己与某个来访者的关系的象征。被督导者也可通过绘画来描述自己感受到的来访者对他自己，或者对治疗师的态度，或用绘画的形式回应来访者的艺术作品，或用绘画的方式来揭示治疗关系的空间或展开的基础（Franklin，1999）。

在团体督导中，参与者要在基本不了解来访者的信息的情况下，反思他们对来访者的艺术作品的反应，或用绘画描绘出来。每个参与者的反应可能各不相同，揭示出治疗师在治疗相遇中可能会忽略的一些方面的问题。之后，被督导者可以把来访者的历史、行为与治疗的过程等信息告知大家。在来访者与治疗师之间的"潜在空间"（potential space）中创建的意象，在督导中通过体验式的成分——绘画反映——完成了，并通过事实与理论的理解得到了强化（Ireland & Weissman，1999）。

如果督导完全是言语的形式，可视的具体意象——艺术作品或沙盘游戏照片——可以用来防止被督导者或团体成员的想象力飘得太远，变成幻想。注意力可以重新回到来访者与治疗师，以及填补他们之间的潜在空间的意象上面。

从艺术治疗到沙盘游戏督导

沙盘游戏督导是两个有经验的治疗师之间的一种关系，其中一个已经获得了沙盘游戏督导师的身份。在沙盘游戏的实践中，随着国家、语言和文化的不同以及督导师和被督导者的治疗取向的差异，对沙盘游戏的猜想和期待也会有所不同。督导关系应该要考虑督导师与被督导者之前的治疗取向与沙盘培训经历，以便在不同的文化和/或治疗语言之间建立共同的参考基础。

一个沙盘游戏督导师通常通过三种方式形成他的参考体系：（1）完成一个体验式的沙盘游戏过程；（2）查看并思考大量的沙盘游戏个案历史，通过学习理论、象征与神话学来增强反思；（3）陪伴大量的来访者体验他们的个人沙盘游戏过程。由于个人的沙盘游戏过程是和治疗师单独体验的，大多数沙盘游戏受训者除了看过案例幻灯片之外，从来没有看到过其他人是怎么工作的，直到他们开始与来访者一起进行沙盘游戏的实践。相比较而言，艺术治疗师会在团体中进行体验式的培训，团体成员对他人以及自己的进程都有所了解。

有一个艺术治疗师从一次严重事故中恢复后，进入了个人沙盘游戏体验过程。她从没看过任何人创建沙盘，于是请求我给她的工作一些指导和意义。有一天她来上班时，很惊讶地发现她的一个儿童来访者注意到她的诊所里有一个沙盘，在没有她的指导的情况下，自发地、很投入地玩起了沙子。她说，"我认为这正是你想要我做的"——于是投入她最真诚的工作当中。当来访者在没有意识化的指导下，很投入地做沙盘游戏时，它就变成了心灵的象征画面，类似于沙弗琳（Schaverien，1992）所说的具身的（embodied）意象，不需要言语解释，实际上也无法解释，只能被观察。

我开发了两个沙盘游戏培训项目。一个是四天的强化工作坊，目的是向有经验的创造性艺术治疗师介绍沙盘游戏，该项目以个人的体验式工作与理论学习相结合的表达性治疗模式为基础（Steinhardt，2004）。工作坊的教室里有 20 个标准尺寸的木制沙盘，里面被涂成蔚蓝色，装的是取自当地海滩的精细白沙。沙盘都被放在房间的墙边，每个人都能独自工作。

希望成为沙盘游戏培训学员的参与者进入一对一的沙盘游戏体验过程，而团体培训体验能使人们从更加宽广的视角看到沙盘游戏的多重道路，并有可能消除基于个人体验的关于沙盘游戏的先入为主的观点（Steinhardt，2004）。

第二个项目是根据国际沙盘游戏治疗学会（ISST）的指南来培训沙盘游戏治疗师。关于荣格理论、诺伊曼（Neumann）的发展阶段以及神话学的学习等要求都是由一位荣格心理分析师讲授的。我用儿童和各个年龄阶段的成人的个案研究来阐述沙盘游戏治疗的理论（Kalff，1980；Neumann，1983，1988；Weinrib，1983；Bradway et al.，1990；Ammann，1991；Ryce-

Menuhin，1992；Mitchell & Friedman，1994；Bradway & McCoard，1997）。这个团体还一起体验沙盘游戏，为期两年，每年三次，每次五个小时。

我们关于沙盘游戏基本理论的知识通过阅读书籍得以增强，这些书籍提供了许多相关的新信息，来自艺术治疗、伴侣或团体工作领域，还包括神经生物学、数字、脉轮学说、世界神话学等——一些在 10 年或 15 年前根本无法预见的方向（Cooper，1978；Steinhardt，1997，2000；Baum & Weinberg，2002；Eastwood，2002；Markell，2002；Morena，2005；Turner，2005）。培训项目的形式可以通过这些附加的新信息得到加强，而不用放弃基本的方法。

作为沙盘游戏督导师，我通常督导那些在实践中把沙盘游戏包含在内的艺术治疗师，以及那些本身也是督导师的人。我们的共同参考基础包括欣赏视觉设置的影响，认识用材料进行创作，以及把设置视为由治疗师创建的一个视觉意象，且治疗师也是其中的一部分，等等。即便如此，沙盘游戏督导的任务还是会随着每个被督导者的不同而变化，需要尊重个性、培训经历、治疗经验以及文化背景等方面的差异。

在沙盘游戏的培训和督导中，我们探索以下几方面的问题：（1）设置与艺术创作的取向如何鼓励运用沙子作为基础与形式；（2）对平面的穿透；（3）水的象征表征或真正的水的使用（Steinhardt，1998，2000）。沙具也被作为一种与集体无意识、文化以及个人表达相关的象征语言进行研究。出现在沙盘中的动物，作为本能的表达，被视为进化和生物的幸存者，会探究它们出现在哪一个传说与神话当中，以及它们与萨满力量的关系（Cooper，1978；Sams & Carson，1988；Gallegos，1990；Bennett，1993）。

培训项目中的学员会对出现在他们的来访者的沙盘游戏作品中的象征进行研究。比如说，有一个团体呈现了以下象征：桥、迷宫、曼荼罗、火山、岩洞、马耳他巨石庙、中东女神伊师塔（Ishtar）或阿施塔特（Astarte）、救护车、桌子、船、大象、牡鹿、米老鼠、老鼠、猫、鲸鱼、蜥蜴、乌龟。从文献和互联网上可以搜索到一些图片和信息，它们大大丰富了我们对象征力量的理解，我们通过沙盘游戏中所使用的沙具的形式来与这些象征力量进行对话。例如，乌龟与月亮的 13 个循环有关，在它外壳的中心区域有 13 块盾板，在龟壳的外圈还有 27 块或 28 块鳞甲，就像阴历，代表每个月的天数。月亮吸引海潮，影响动物的交配与女性的月经；美国土著人的传说中乌龟被看作水的守护神，认为龟岛是最早的大地母亲（Sproul，1979；Steinhardt，2000；www.shannonthunderbird.com）。

沙盘游戏治疗的督导

沙盘游戏督导概念的形成

玛格丽特·洛温菲尔德（Margaret Lowenfeld，1935）以及后来多拉·卡尔夫（Dora Kalff，1980）凭着直觉的天分开发出适应儿童需求的，通过玩沙、水以及沙具来进行治疗的新方法，并制定出治疗的指导原则。今天的沙盘游戏培训中，人们对于沙盘游戏作为治疗模式的概念受到以下因素的影响：个人沙盘游戏过程、沙盘游戏理论培训、最初的治疗取向中培养出来的态度，以及工作的特定对象。虽说创建沙盘游戏的设置有一些相近的原则（Kalff，1980；Mitchell & Friedman，1994），但是也会带有治疗师的个人偏好，不管是意识的还是无意识的，以及结合实际可利用的空间等因素。沙盘游戏的空间被用来邀请来访者进入象征的无垠领域，并交给他们无形的钥匙，以开启装有难以忘怀的宝藏的百宝箱，如爱、力量与命运等（Bachelard，1994）。作为治疗关系的容器，沙盘游戏的设置应该能让来访者自由地游戏，接受心灵神秘的指引，起初是一种有点涣散的觉察，直到达成一种清澈寰宇的感受。

作为督导师，个体关于沙盘游戏的个人概念会影响其要传达的信息、认为重要的内容，以及其欣赏喜爱之事物。但是督导的目的不是培养一群和督导师持有同样想法的人，这样会阻碍被督导者的发展与来访者的转化。温瑞布是这样描述督导的真实目的的：

> 在沙盘游戏中，治疗师把他们的理智层面的理解带到沙盘的动力机制当中。不过更重要的是获取信息的感觉，它是以情绪的方式来接受来访者创作的沙盘带来的影响的。对治疗师的心灵的影响为下一步铺好了路。（Weinrib，2005，p.42）

一位38岁的女性，为了第二次怀孕在接受生育治疗，她请求做沙盘游戏，因为她之前做过，且有效。在她的第二个沙盘中，在大大的蓝色水池的中心，是一个岛屿，在岛上她放了一个丰产女神和三束花开正盛的迷迭香（用于净化仪式）。六对成对的物品围绕在象征性的蓝色水域的岛屿四周：海豚对着鲸鱼，两只海龟相向而立，一只金色的圆蚌壳对着一条青铜色的大鱼。我没有对岛屿、女神、海豚、鲸鱼、大鱼、乌龟、贝壳等物体的象征意义进行直接的解释，而是获取了一个视觉的信息：那两只乌龟和贝壳都是圆形的，也许是卵子的象征，而其他三个，鲸鱼、海豚和大鱼都是长长的，像精子的形状。我默默地想象了一下那六个物体在水中游泳，似乎鱼形的精子会为海龟授精。作为督导师，我希望被督导者除了对沙盘进行理论层面的理解之外，还要学会这样去获取其中的信息。

实施沙盘游戏督导

对采用沙盘游戏疗法的艺术治疗师进行督导，必须区分治疗师是作为艺术治疗师在干预，还是以沙盘游戏治疗师的角色在干预，并考虑治疗师进行实际工作时所使用的设备，即设在精神科、综合医院、公立诊所还是私人工作室。理想的场所是一间房子，只用于创造性治疗，有绘画的区域、黏土及其他各种材料、木偶和乐器，还有固定安放沙盘和摆满沙具的架子的地方。

儿童和成人经常被转介到使用沙盘游戏的艺术治疗当中，因为他们不能用言语来表达他们的情感，或者是因为他们过于善于言辞或理性化。在一些公共机构，艺术治疗师可能会由精神病学家和心理学家来督导，他们的主要关注点是治疗关系，而把艺术作品或沙盘游戏作为诊断性目的或促使来访者用言语表达的催化剂。他们可能会欣赏来访者的象征表达，敦促治疗师与来访者讨论表征其冲突的象征。

为了平衡言语的与认知的方法，沙盘游戏督导必须在自由而受保护的空间里，促进无意识的过程，并鼓励延迟解释。太过急于进行讨论或解释可能会令来访者感到震惊并破坏治疗过程。视觉的象征接近意识，但肯定不是意识觉察的一部分，这点认识有时必须通过沙盘游戏治疗师传递给其他的工作人员。私人开业的沙盘游戏治疗师可以根据他们的需求寻求荣格心理学督导或沙盘游戏督导。

在督导过程中，我发现沙盘游戏治疗师在呈报他们的个案时有不同的偏好。有些被督导者会直接呈现沙盘游戏照片，希望获得理论理解和关于后续的来访者治疗过程的指导，最好是通俗易懂的术语，他们可以在公立诊所或医院与同事用这些术语进行讨论。有些人希望探索他们的反移情，作为一种"有助于了解来访者的投射与治疗师的知觉的工具"（Kielo，1991，p.14），并把来访者的作品留到最后一分钟才呈现。有些人强调来访者的历史以及转介到艺术治疗或沙盘游戏治疗的原因，导致没有太多时间关注治疗过程与作品本身。

作为沙盘游戏督导师，我的督导基于以下两个方面：（1）要求被督导者描述沙盘游戏的设置、材料的摆放、室内的陈设、沙盘、沙具库、光源、座位等，并确定为何作此选择来设置（后面还会对设置的概念做进一步讨论）；（2）我们观察沙盘游戏意象的照片，不对面谈过程进行描述，也不介绍来访者的情况。我们试图从每张照片中收集尽可能多的信息，探

沙盘游戏治疗的督导

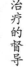

究一系列的沙盘当中沙子、水和沙具的使用情况的发展演变。采用从上方（即沙盘游戏者所坐的方向）拍摄的照片，可以显示沙盘中的地形地貌以及沙具的摆放，而从沙盘侧边拍摄的照片则能显示形状与物体或埋藏的东西之间的距离，这样的照片会很有帮助作用。

心灵通过各个部分来表达其素材。有可能是第一个和第二个沙盘一起显示了女性成分与男性成分的平衡。也有可能最初的三个沙盘揭示了一种序列，在接下来的三个系列中会重复出现，但其中有一定的变化，预示着旅程的开始。

通过密切的观察，我们开始与意象产生共鸣，那意象带着象征的潜能，充盈在整个房间当中。治疗师兼被督导者开始认识到要观察的内容有多少，也认识到在治疗面谈中，需要增强观察的技术。在来访者与治疗师安静的心理场中，每个人的无意识都会达成合作的共识，这一共同的知觉会促进工作的进展（Samuels, Shorter, & Plaut, 1986）。

经过一段时间的观察，可以介绍事实素材了：被督导者报告来访者的历史并回顾他们的面谈过程。我们回到沙盘意象，把它视为来访者-治疗师二元体的一面镜子，并把它与来访者在面谈当中的肢体语言和言辞表达联系起来。我们开始根据沙子和沙具的使用情况来理解来访者的感受。然后讨论沙盘游戏治疗面谈中的动力机制，比如进入与离开的仪式（这变成了热身与结束的固定界限）、用文字或绘画记录沙盘游戏的过程，以及治疗师的座位及其与沙盘的距离（可根据来访者的自主或支持的需要而变化）。有必要考虑来访者对治疗师的角色这些方面的反应，并对什么是实际发生的、什么是他对此的解释或感受做出区分。

有个名叫海伦的被督导者带来了一个沙盘游戏系列，这是一个六岁半的男孩在三个月的治疗中所做的八个沙盘，还有一些画，画的是一些摇摇晃晃的房子。她观察到在前四个沙盘中，整个社区里的物品（如汽车和人），都被埋在了沙子里，在它们的上面压着货车、卡车和彪形大汉。男孩把这些层级称为"上层"和"下层"，并说他知道被掩埋的所有东西，只不过现在看不见了。

在不知道任何个人信息的条件下，我们探讨了照片中被掩埋、隐藏以及遮盖的概念，并与沙子表面那些看得见的巨大的物体相对照。在第四个沙盘，那个孩子还是重复了分为表面和被掩埋的底层世界的做法，但是他在表层创建了一个新的区分，即分了左右两边。右边是"圆的、湿润的、干净的、被容纳的"，在沙子上浇了水，放了一口井，还有两个普通的人，洗得干干净净的，形成了一个曼荼罗形状。左边是"四方形的、干燥的、肮脏的、有漏洞的"，有一个与右边的井同样大小和形状的圆形的筛子、一个塞满了糊满沙子的小车的盘子。右边的净化之水可能表明对治疗师的积极移情，而干涸的、肮脏的左边则描述了一种前语言的体验，那里有不能装沙的筛子与装着没有洗净的小车的盘子。

接下来的沙盘中，一个巨大的中心水池成为焦点，那些被掩埋的物品开始显现。现在我们可以把孩子为什么被转介来治疗（父母离异、孩子的暴力行为）、他创作意象的行为与言语表达等联系起来。这个孩子和他的母亲生活在一个农村大家庭中，几乎所有人都是同一个姓。他自己的家庭与其他众多的表兄弟姐妹、叔叔阿姨们的家庭之间的界限是模糊的、令他困惑的。他的父亲长期在外，很少来看他们，把他"掩埋"在一个母系社会里。这个孩子充满了埋藏在心中的对父母的愤怒与怨恨，这消耗了他所有的能量，让他在社交互动方面举步维艰。在接下来的四次治疗中，他在对治疗师的积极移情中，没有再做出掩埋的举动。

在设置沙盘游戏的工作室里同时提供艺术创作材料，这似乎消除了沙盘游戏相对于其他创造性选择的独特性。然而，与此同时，工作室的设置能够提供机会来凸显沙盘游戏独特的氛围、过程与结果，并允许来访者在不同水平的具体表达和心灵的不同层次之间摇摆不定。

素材会引发来自心灵意识与无意识的变化的行为与情绪。玩那些来自大自然的物质如沙子和水等，能使深层次的集体无意识被接触到，能让我们在隐喻层面与古老的生命之源——盐海——保持联系。

明确对治疗的理解的差异以及履行沙盘游戏治疗师的角色的途径之间的差异，对督导师与被督导者而言都是新的学习。

值得思考的几个问题

沙盘游戏的设置、理论与实践

作为督导师，我发现有一点很重要，即在大脑中构想一幅被督导者进行治疗的场景画面，想象治疗师与来访者在这个空间的活动。我希望了解可用的沙具和材料的范畴、种类与放置，以及来访者在进行沙盘游戏、艺术创作、讲述梦境以及讨论实际生活事件等活动时，动作是怎样的。有时候，在督导面谈开始的时候报告的言语内容，会依次出现在被创造出的意象当中，对它们进行观察，直至结束。

沙盘游戏区域是治疗师的人格的延伸，反映了他在安排家具与沙具布局时的感受性与偏好。治疗师的眼光是有选择性的，正如来访者突然第一次发现已经在架子上放了多年的沙具。治疗师的偏好有意识地或无意识地

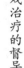

表现在沙盘游戏环境的陈设之中。在某种意义上说，素材提供的方式会决定来访者在做沙盘游戏时将要表达或体验什么。沙盘游戏的设置立即成为来访者的自治区，然而，也潜意识地成为治疗师的延伸。因此，设置的内容与组织必须要重视。

在参观其他的沙盘游戏治疗师的诊所时，我发现我能很快感觉到我在那个环境下工作是否感到舒服。作为一个视觉导向的人，我会注意窗户和灯光，以及沙盘、沙具及沙具架是如何放置的。有些地方白色的架子似乎能清晰地突出沙具，而木制架子，看起来虽然是柔和的暖色调，但是却"吞没"了颜色与形状。我对沙具库中包含了哪些物体很感兴趣，包括它们的种类和质量，不管是易碎的还是耐用的，以及它们在架子上或容器里是如何摆放的。我发现有些架子（6英寸宽）似乎太窄了，不能支撑那些沙具。而8英寸宽的架子则让我觉得有安全感。

有几个沙盘游戏的设置是融入艺术治疗的设施当中的，干沙盘的底面使用的是蔚蓝色，而湿沙盘的底面使用的是中钴蓝，这样巧妙的安排使得两个沙盘自然区分开来（Steinhardt，1997，2000）。在一个儿童诊所，用的是一个透明的淡蓝色的塑料容器，能看见里面的沙子，提供的容纳感会减少，可能会影响游戏的效果。在另一个诊所，木制的沙盘里外都被漆成了蓝色，所以里面和外面的空间从视觉上不太好区分——与容器本身也相冲突。在一个沙盘游戏室，我看到沙盘内层的蓝色长期破损，我明显地感到不舒服。

不同设置中沙子的颜色和质地也各不相同，有其貌不扬的粒状深赭石，有看起来与海没有任何关系的人造沙子，也有来自地中海海岸的米白色细沙，带着它本身内在的光。在一个公共机构的沙盘游戏室，两个沙盘被放在房子的正中间，对着门，周围是沿着四面墙放着的窄窄的架子，上面摆着林林总总的道具，没有其他的创造性素材。在我看来，这并不能促使人集中精力或提供一种温暖与亲近的感觉。还有一个沙盘游戏的设置中，备有大量的人物沙具，而其他种类的沙具则相对很少，感觉像是只能选择人物沙具；也许治疗师认为它们是最重要的。

有一个出乎我的意料的沙盘游戏设置引起了我的兴趣，沙盘和架子都摆得很低，离地板很近，沙具库的摆放整齐，有些地方则显得有点混乱，让人可以乱翻。整个氛围很有吸引力，显得很亲近并让人乐于接受游戏的邀请。

在我小小的工作室里，两个沙盘分别被放在靠近两面墙的右边角落，中间用一个柜子隔开。在每个沙盘的上方是架子，上面装有独立放置的沙具以及用透明塑料盒装的某一类型的沙具（如娃娃、马、房子等）。我对设置的设想有时会受到挑战。有一个来访者是一个年轻的舞者，她总是在湿沙盘中工作，只使用那个沙盘上方的沙具。几个月后，她问是否可以使用那个干沙盘上方的沙具，尽管她不是在那个沙盘中工作。她似乎认为每个沙盘与它上方的架子就是一个整体。我之前没有想到要询问她在选择沙具时关于领域的概念，在她提出这个问题后，我开始关注来访者对整个设置的使用，在介绍沙盘的时候会予以澄清，有时也会重新摆放沙具。经过一年的治疗，她开始使用重重的金属线圈代表武力与暴力。第二年，她还使用同样的金属线圈，同时还使用其他的金属物品，如从不同区域的架子上取来的小容器，用来代表她的力量以及成长中的自我。

沉默与见证

治疗师在沉默中容纳沙盘游戏过程的能力，与卡尔夫学派关于延迟解释的原则，增强了治疗师在见证方面的作用，提高了来访者的自主性，两者都有助于打开意象创作的大门，而意象的创作是在自性的指导下进行的。自我延迟遵从自性的指导的体验，有时候在沙盘游戏当中比在艺术治疗当中表现得更明显，而在艺术治疗当中，在不同的阶段出现各种不同的言语解释是可以接受的。有一个艺术治疗的培训项目（Franklin，1999）整合了艺术治疗、瑜伽哲学与冥想。富兰克林（Franklin）看到了在自性中、在作为镜子的艺术作品中和在外在的他者即治疗师这一值得信赖的人中见证力量的在场："我们只有不与一些零碎的、有限的、关于我们自己的想法（自我）结盟，而与自性和见证的在场结盟——我们内心中性的观察者——才能创造一个更广泛的世界观。带着见证来觉察，我们的体验会继续展开。"（p.5）

沙盘游戏治疗师，很显然，见证了每一位来访者沙盘游戏过程的展开。见证的另一方面似乎是在治疗师的无意识里铭刻意象，或在沙子或沙具中渗透积极的能量，以至于某些形式与物品在同一天中会出现在几个人的沙盘作品当中。

有一次我在一个装有绳子和毛线的盒子里丢进去一根红色的缎带，这个盒子被放在比较隐蔽的架子上。有四个人发现了这根缎带，其中有三个人在当天工作，另外一个是在第二天工作。他们都把这根缎带缠绕在他们的沙盘景观上。还有一次，一个在精神病医院病房工作的治疗师，因为与一群慢性病人在一起而感到快要崩溃了。她将沙子抹平，在上面做了一排排的洞，并往大多数的洞中塞了一些东西。我工作室的下一位来访者也将沙子抹平，做了一排排的洞，并在洞中放了一些东西，似乎创建这些沙盘的过程是被自发地见证过的，并被确认为一种抱持的结构。两位女士都是在混乱的环境中与恐惧打交道，但是她们的故事的细节是不同的。这些共时性事件经常发生，我将它们一一记录下来，我很想知道，除了我之外，还有谁在充当着见证者的角色。

创建意象的需要

艺术历史学家埃伦·迪萨纳亚克（Ellen Dissanayake，1988，1992）把艺术创作视为一种基本的、普遍的或生物学的属于人类这一物种的特征——一种正常的或自然的行为，如同语言、性、社交、攻击性一样，都是人性的一部分。艺术作为一种行为形式在人类社会的发展，与种群生存所必需的仪式密切相关。用于治愈的与沙子有关的艺术仪式，美洲土著人和中国西藏的喇嘛们仍然还在举行。迪萨纳亚克指出，人类需要把那些深切关注的事情，"变得十分特别"。

让沙盘游戏在艺术方面变得特别的是，它在世俗与超凡之间画了一条界线。在艺术治疗或沙盘游戏治疗中，某一个特别的意象是在治疗师或治疗团体面前创造出来的。与治疗师或团体成员分享一个意象，让意象创作者处于相当脆弱的位置。团体成员和治疗师必须容纳这种分享，使它变成对每一个人而言都是有着重要的情绪的共同事件（Steinhardt，2004）。对一个被督导者而言，与督导师分享来访者的沙盘意象，也是让他感觉非常脆弱的时刻。一个共情的、具有容纳力的督导师（沙盘设置构成的圆圈，与治疗师-来访者-意象三重螺旋）必须能够抱持这一带有重要情绪的事件。在督导中，被督导者和督导师都尽力去理解来访者的视觉表达，分享探索心灵的意识与无意识表达及其无穷的创造性的魅力。

结论

治疗师创建一个自由而受保护的沙盘游戏设置，是容纳的礼物，即围绕着治疗师、来访者和意象三重螺旋的圆圈。不管治疗师的理论背景及经验如何，这些都包含在他的螺旋中心，无意识地流向来访者的螺旋、意象与中心，因为那正是这根没有止境的蛇形螺纹的路线，在其他情况下，它代表的可能是生命、死亡与重生。督导，最外层的包容圈，有助于抱持意象，作为理解来访者的历史、来访者的沙盘游戏事件、治疗师的在场与创造力在治疗互动中的互相流入及流出的途径。

参考文献

Ammann，R，(1991). *Healing and transformation in sandplay: Crea-*

tive processes become visible. LaSalle, IL: Open Court.

Arnheim, R. (1974). *Art and visual perception : A psychology of the creative eye*. Berkeley, CA: University of California Press.

Bachelard, G. (1994). *The poetics of space*. Boston, MA: Beacon Press.

Baum, N. , & Weinberg, B. (Eds.) (2002). *In the hands of creation : Sandplay images of birth and rebirth*. Toronto: Muki Baum Association.

Bennett, H. Z. (1993). *Zuni fetishes*. San Francisco, CA: Harper.

Bradway, K. , Signell, K. A. , Spare, G. H. , Stewart, C. T. , Stewart, L. H. , & Thompson, C. (1981/1990). *Sandplay studies : Origins, theory and practice*. Boston, MA: Sigo Press.

Bradway, K. , & McCoard, B. (1997). *Sandplay : Silent workshop of the psyche*. London: Routledge.

Cooper, J. C. (1978). *An illustrated encyclopedia of traditional symbols*. London: Thames & Hudson.

Dissanayake, E. (1988). *What is art for?* Seattle, WA: University of Washington Press.

Dissanayake, E. (1992). *Homo aestheticus : Where art comes from and why*. New York: Basic Books.

Durkin, J. , Perach, D. , Ramseyer, J. , & Sontag, E. (1989). A model for art therapy supervision enhanced through art making and journal writing. In H. Wadeson, J. Durkin, & D. Perach (Eds.), *Advances in art therapy* (pp. 390−432). New York: John Wiley & Sons.

Eastwood, P. S. (2002). *Nine windows to wholeness*. Honolulu, HI: Sanity Press.

Edwards. D. (1993). Learning about feelings: The role of supervision in art therapy training, *The Arts in Psychotherapy*, 20, 213−222.

Fish, B. (1989). Addressing countertransference through image making. In H. Wadeson, J. Durkin, & D. Perach (Eds.), *Advances in art therapy* (pp. 376−389). New York : John Wiley & Sons.

Franklin, M. (1999). Becoming a student of oneself: Activating the witness in meditation, art and supervision, *The American Journal of Art Therapy*, 38, 2−13.

Franklin, M. , Farrelly-Hansen, M. , Marek, B. , Swan-Foster, N. , & Wallingford, S. (2000). Transpersonal art therapy education, *Art Ther-*

沙盘游戏治疗的督导

apy: *Journal of the American Art Therapy Association*, *17*, 101–110.

Gallegos, E. S. (1990). *The personal totem pole*. Velarde, NM: Moon Bear Press.

Ireland, M. S., & Weissman, M. A. (1999). Visions of transference and countertransference: The use of drawings in the clinical supervision of psychoanalytic practitioners, *American Journal of Art Therapy*, *37*, 74–83.

Kalff, D. M. (1980). *Sandplay*. Boston, MA: Sigo Press.

Kielo, J. B. (1991). Art therapists' countertransference and post-session therapy imagery, *Art Therapy: Journal of the American Art Therapy Association*, *8*, 14–19.

Lowenfeld, M. (1935). *Play in childhood*. London: Victor Gollancz Ltd. (Reprinted 1991, London: MacKeith Press.)

Markell, M. J. (2002). *Sand, water, silence: The embodiment of spirit*. London : Jessica Kingsley.

Mitchell, R. R., & Friedman, H. S. (1994). *Sandplay: Past, present and future*. London: Routledge.

Morena, G. (2005). Language of imagery: Language of connection, *Journal of Sandplay Therapy*, *15*, 67–76.

Neumann, E. (1983). *The great mother*. Princeton, NJ: Princeton University Press.

Neumann, E. (1988). *The child*. London: Karnac.

Ryce-Menuhin, J. (1992). *Jungian sandplay: The wonderful therapy*. London: Routledge.

Sams, J., & Carson, D. (1988). *Medicine cards: The discovery of power through the ways of animals*. Santa Fe, NM: Bear.

Samuels, A., Shorter, B., & Plaut, F. (1986). *A critical dictionary of Jungian analysis*. London: Routledge.

Schaverien, J. (1992). *The revealing image: Analytical art psychotherapy in theory and practice*. London: Routledge.

Sproul, B. C. (1979). *Primal myths: Creating the world*. New York: Harper & Row.

Steinhardt. L. (1995). The base and the mark: A primary dialogue in art-making behavior, *Art Therapy: Journal of the American Art Therapy Association*, *12*, 191–192.

Steinhardt, L. (1997). Beyond blue: The implications of blue as the color of the inner surface of the sandtray in sandplay, *The Arts in Psychotherapy*, *24*, 455-469.

Steinhardt, L. (1998). Sand, water and universal form in sandplay and art therapy, *Art Therapy: Journal of the American Art Therapy Association*, *15*, 252-260.

Steinhardt, L. (2000). *Foundation and form in Jungian sandplay*. London: Jessica Kingsley.

Steinhardt, L. (2004). Relationship in large group experiential sandplay training, *Journal of Sandplay Therapy*, *13*, 29-42.

Turner, B. A. (2005). Neurobiology and the sandplay process, *Journal of Sandplay Theory*, *15*, 99-112.

Weinrib, E. L. (1983). *Images of the self*. Boston, MA: Sigo Press.

Weller, B. (2005). A conversation with Estelle Weinrib, *Journal of Sandplay Therapy*, *15*, 35-50.

Wilson, L. , Riley, S. , & Wadeson, H. (1984). Art therapy supervision, *Art Therapy: Journal of the American Art Therapy Association*, *1*, 100-105.

沙盘游戏治疗的督导

北京市版权局著作权合同登记号：01-2015-5375

图书在版编目（CIP）数据

沙盘游戏治疗的督导 /（美）哈里特·S. 弗里德曼（Harriet S. Friedman），（美）瑞·罗杰斯·米切尔（Rie Rogers Mitchell）编；王锦霞，张敏译 . —北京：中国人民大学出版社，2018. 2
书名原文：Supervision of Sandplay Therapy
ISBN 978-7-300-23939-2

Ⅰ.①沙… Ⅱ.①哈… ②瑞… ③王… ④张… Ⅲ.①精神疗法 Ⅳ.①R749.055

中国版本图书馆 CIP 数据核字（2017）第 013457 号

心灵花园：沙盘游戏与艺术心理治疗丛书
主编　申荷永

沙盘游戏治疗的督导

［美］　哈里特·S. 弗里德曼（Harriet S. Friedman）
　　　　瑞·罗杰斯·米切尔（Rie Rogers Mitchell）　编
王锦霞　张　敏　译
高　岚　审校
Shapan Youxi Zhiliao de Dudao

出版发行	中国人民大学出版社		
社　址	北京中关村大街 31 号	**邮政编码**	100080
电　话	010 - 62511242（总编室）		010 - 62511770（质管部）
	010 - 82501766（邮购部）		010 - 62514148（门市部）
	010 - 62515195（发行公司）		010 - 62515275（盗版举报）
网　址	http://www. crup. com. cn		
	http://www. ttrnet. com（人大教研网）		
经　销	新华书店		
印　刷	天津中印联印务有限公司		
规　格	170 mm×240 mm　16 开本	**版　次**	2018 年 2 月第 1 版
印　张	14 插页 1	**印　次**	2022 年 11 月第 3 次印刷
字　数	230 000	**定　价**	48.00 元